INHALT

Vorwort	1
Wie wird man eigentlich dick?	4
"Diäten funktionieren nicht!" oder Der Jo-Jo-Effekt	9
Böse, böse Kohlenhydrate	13
Shakes, Formula, Schlankheitspillen etc.	15
Die 18-Uhr-Regel	19
6+1	23
5+2	25
Die Steinzeit-Diät	28
Instant-Hungermodus	31
Die simple Wahrheit	33
Mahlen nach Zahlen	36
Futter- und Abnehmtage	43
Tipps & Tricks	50
Hunger von Fresslust unterscheiden lernen	51
Ersetzen statt streichen	56
Selbst kochen	59
Wasser	63
Fit im Alltag	69
Spazierengehen	73

Schrittzähler	75
Lernen Sie, Essen wegzuwerfen	78
Schokolade & Kuchen	81
Kaugummis	85
Grundlegendes für Härtefälle	87
Süßes & Salziges	92
Ein Wort zu Light-Getränken	95
Gewohnheiten ändern	99
Nachwort	102
Fragen & Anregungen	103

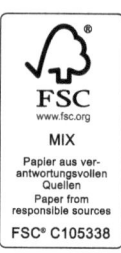

Copyright © 2014 by Felix Dencker

ISBN: 978-3-7386-0030-8

Herstellung und Verlag: BoD – Books on Demand, Norderstedt

Umschlagfotos: Shutterstock.com
Umschlaggestaltung: Felix Dencker

Bibliografische Information der Deutschen Nationalbibliothek
Die Deutsche Nationalbibliothek verzeichnet diese Publikation in der Deutschen Nationalbibliografie; detaillierte bibliografische Daten sind im Internet über www.dnb.de abrufbar.

Felix Dencker

Die Schokoladen- und Kuchendiät

Eine Anleitung zum Schlanksein

Mit Dank an meine fleißigen Probeleser: Embla Dencker, Dr. Norbert Dencker, Sandra Wille, Tamara Kirschbaum und Gotthard Schaab.

Vorwort

Diät-Konzepte gibt es wie Sand am Meer. Atkins, Steinzeit-Diät, Keto, zahllose andere, und jede Woche kommen neue Abnehm-„Revolutionen" dazu.

Ich verrate Ihnen jetzt einmal ein Geheimnis: so gut wie alle davon funktionieren.

Dennoch bleiben die meisten Versuche erfolglos. Warum?

Das Problem mit den meisten Diäten ist, dass sie nicht für Normalsterbliche gemacht sind.

Menschen, die den eisernen Willen besitzen, um eine massive Umstellung ihrer Essgewohnheiten durchzuhalten, haben selten eine radikale Diät nötig.

Wenn auch Normalsterbliche erfolgreich abnehmen sollen, muss eine andere Strategie her. Und zwar eine, die sich auch auf Dauer durchhalten lässt.

Mit der Schokoladen- und Kuchendiät möchte ich zeigen, dass es gar nicht schwierig ist, abzunehmen. Vor allem, weil man nicht kategorisch auf die Sachen verzichten muss, die einem schmecken.

Die Schokoladen- und Kuchendiät basiert nicht auf dogmatischen Regeln wie „Du darfst nach 18 Uhr nichts mehr essen" oder „Du darfst keine Kohlenhydrate zu Dir nehmen". Ich verkaufe weder Wunderpillen, noch „neu entwickelte Meditationstechniken, die seit 3.000 Jahren bewährt sind".

Alles, was man zum Abnehmen braucht, ist ein Grundverständnis dafür, wie Zu- und Abnehmen funktioniert.

Hierzu werde ich exemplarisch zeigen, wie man überhaupt dick wird und wie aktuelle Abnehm-Konzepte versuchen, dagegen anzugehen. Dabei komme ich auch auf einige beliebte Abnehm-Mythen wie den Jo-Jo-Effekt zu sprechen.

Im Kapitel „Die simple Wahrheit" erkläre ich, wie unkompliziert Abnehmen eigentlich ist, gefolgt von Tipps & Tricks, wie Sie das Ganze in die Tat umsetzen können.

Zum Buch selbst: Ich werde mich kurzfassen. Die Thesen, die der Schokoladen- und Kuchendiät zugrunde liegen, sind nicht sonderlich komplex, und niemand hätte etwas davon, wenn ich sie künstlich aufblähen würde.

Es entbehrt nicht einer gewissen Ironie, dass so viele Bücher, die beim Schlankwerden helfen sollen, selbst so dick sind.

Und natürlich den üblichen Haftungsausschluss nicht zu vergessen: ich bin kein Arzt. Ich werde nicht mit Studien oder Statistiken argumentieren, denn denen vertraue ich selbst nicht. Studien werden immer von irgendjemandem bezahlt, und dieser Jemand hat immer etwas zu verkaufen.

Was ich anbieten kann, sind logische Überlegungen, Erfahrungen und nachvollziehbare Erläuterungen. Das und einige Hilfsmittel, um das Wissen auch umzusetzen. Der Schlüssel zu einem langfristigen Abnehm-Erfolg liegt nämlich nicht in einer bestimmten Kombination von fest vorgeschriebenen Nahrungsmitteln, sondern in einem Bewusstsein dafür, wie und warum diese Methoden funktionieren. Nur, wer nachvollziehen kann, warum eine Diät funktioniert, kann seine Gewohnheiten so anpassen, dass er sie auch dauerhaft durchhält.

Bevor es losgeht: ich benutze in diesem Buch das generische Maskulinum, z.B. „*der* Leser". Die politisch korrekte Alternative um *LeserInnen und -Außen* ist nervtötend zu schreiben und zu lesen.

WIE WIRD MAN EIGENTLICH DICK?

Viele Wege führen zum Übergewicht. Fragt man andere Betroffene, hört man die verschiedensten Erklärungen dafür, wie sie an den Punkt gekommen sind, an dem sie abnehmen wollen oder müssen.

Zwei Faktoren, die immer wieder genannt werden, sind Freunde und Familie.

Oft sind die Eltern in der Nachkriegszeit aufgewachsen und haben ihren Kindern von klein auf eingebläut, dass jeder Teller leergegessen werden muss, egal, ob man noch Hunger hat oder nicht - *„denk doch an die Kinder in der dritten Welt!"*

Oder man hat eine Tante, die bei jedem Besuch wieder fordert, man solle „doch mal was essen".

Wird man dann immer rundlicher, finden sich - in vielen Fällen noch dickere - Freunde oder Bekannte, die einen weiter anfeuern. Wer kennt die Sprüche nicht? *„Echte Frauen haben Kurven"*, und *„Ein Mann ohne Bauch ist ein Krüppel"*.

In vielen Fällen ist schlechte Ernährung reine

Gewohnheit. Chips und anderer, salziger Knabberkram betäuben die Geschmacksknospen, Cola und andere Süßgetränke kleben sie zu.

Besonders Menschen, die von kleinauf gewohnt sind, Hunger und Durst mit Süßem und Salzigem zu stillen, haben es schwer, auf eine gesunde Ernährungsweise umzusteigen. Das liegt nicht unbedingt an mangelnder Willenskraft; Äpfel und Möhren bieten einfach zu wenig, um die Zunge zu kitzeln.

Die gute Nachricht ist, dass sich hier mit wenig Anstrengung eine Menge Kalorien einsparen lassen. Man muss nur systematisch vorgehen, und im Teil „Tipps & Tricks" gebe ich dazu einige Anregungen.

Auch ein mangelndes Bewusstsein für das, was man zu sich nimmt, kann auf Dauer zu enormen Gewichts-"Gewinnen" führen. Getränke sind da ein gerne unterschätzter Faktor. Cola, Bier und Säfte laufen so lockerleicht den Hals hinunter, dass sie sich einfach nicht so gewichtig anfühlen wie eine Mahlzeit, die hinterher schwer im Magen liegt. *„Was können die schon für einen Schaden anrichten?"*

Auch Menschen, die schon aktiv versuchen, abzunehmen, können daran scheitern, dass sie die Kalorienmengen von Lebensmitteln unterschätzen. Ein weit verbreitetes Beispiel dafür sind Salate. *„Salat ist doch gesund, warum soll man den also mitrechnen?"* Das Problem ist auch nicht der Salat an sich, sondern die Sauce. Das muss nicht mal eine fettige Sahnesauce sein; auch eine leichte Essig-Öl-Sauce kommt schnell auf mehrere hundert Kalorien.

Auch wer sich beim Kalorienzählen auf die sogenannten Portionsgrößen verlässt, die die Hersteller auf die Packungen drucken, erlebt böse Überraschungen. Denn diese Angaben sind in der Regel weit entfernt von dem, was hinterher tatsächlich als Portion auf dem Teller landet. Ist ja verständlich - die Hersteller wollen natürlich möglichst kleine Kalorienzahlen auf die Packung drucken, und als Konsument glaubt man die auch nur allzu gerne.

Und natürlich tricksen die Lebensmittelhersteller nicht nur bei der Angabe der Kalorien. Je ungesünder die Produkte sind, desto lauter betonen ihre Hersteller oft, wie gut sie für uns seien. Paradebeispiel sind hier die amerikanischen Fast-Food-Ketten, die sich bei ihren angeblichen Gesundheitsinitiativen so heftig selbst auf die Schultern klopfen, dass sie sich fast die Arme auskugeln.

Eine bekannte Süßwarenfirma wirbt z.b. damit, ihre Produkte seien ZUCKERFREI! GELATINEFREI! FETTFREI! Wenn man einen Blick auf die Verpackungen wirft, stellt man schnell fest, dass keines der Produkte all diese Eigenschaften auf einmal besitzt und auch die zuckerfreie Ware vor Kalorien strotzt.

Sich durch diesen Dschungel an Desinformation, Irreführung und falschen Versprechen zu wühlen, ist nicht leicht.

Aber auch der umgekehrte Fall ist möglich. Beispielsweise sind Hochleistungssportler gewohnt, hohe Mengen an Kalorien zu sich zu nehmen, wenn sie im Training sind. Irgendwann endet die Karriere und der tägliche Kalorienverbrauch sinkt rapide, doch die Gewohnheit, viel zu essen, bleibt. Und plötzlich sind es nicht mehr die Muskeln, die aufbaut werden, sondern nur noch das Gewicht.

Oft ist es schlicht eine Überbewertung des Essens an sich. Denn Essen ist immer für uns da. Wenn es einem schlecht geht, macht Essen alles etwas besser. Wenn man mal wieder fett genannt wurde, spendet Essen Trost. Wenn man einen Film schaut und nicht weiß, was man zwei Stunden lang mit seinen Händen machen soll, hilft Essen, sich zu beschäftigen.

So gräbt man sich tiefer und tiefer, vielleicht sogar bewusst, bis Essen irgendwann die Antwort auf alles ist. Man gelangt an einen Punkt, an dem man unglücklich ist, weil man so dick ist und isst, weil man so unglücklich ist. So wird man nach und nach immer dicker und immer unglücklicher, und aus diesem Teufelskreis zu entkommen, erfordert eine Menge Kraft.

In den allermeisten Fällen läuft alles aufs selbe hinaus: schlechte Angewohnheiten. Denn rein rechnerisch ist es ganz einfach, zuzunehmen: Sie müssen nur mehr Kalorien aufnehmen, als Sie verbrauchen.

Die Lösung lautet also: gute Angewohnheiten.

Denn es muss gar nicht die spektakuläre, neue Wunderdiät sein, bei der Sie 14 Kilo im Monat abnehmen, indem Sich sich nur von Spargel und Götterspeise ernähren. Wenn Sie die Geduld mitbringen, können Sie das überschüssige Gewicht auch ganz entspannt loswerden. Denn genau so, wie ein Bier mehr am Tag den Bauch auf Dauer wachsen lässt, lässt ein Bier *weniger* am Tag ihn auf Dauer schrumpfen.

In Wahrheit stehen ausgerechnet die vermeintlichen Wunderdiäten dem Erfolg oft im Wege.

Auch diejenigen, die prinzipiell funktionieren, verlangen von den Teilnehmern massive Umstellungen ihrer Ernährungsgewohnheiten, die nur Wenige lange aushalten. Viele Diäten sind gar nicht darauf ausgelegt, langfristig durchgehalten zu werden, sondern sollen innerhalb eines gewissen Zeitraums einen Gewichtsverlust erreichen. Ist dieser Zeitraum vorbei und das Wunschgewicht erreicht (oder auch nicht), geht es wieder zurück zu den alten Gewohnheiten. Dann dauert es erfahrungsgemäß nicht lange, und es ist wieder Zeit für die nächste Diät. Denn natürlich kann nur eine langfristige Änderung der Gewohnheiten auch einen langfristigen Erfolg bringen.

Daher muss ein Weg gefunden werden, der einerseits hilft, das Gewicht unter Kontrolle zu bringen und andererseits dauerhaft durchzustehen ist. Sprich ein Weg, der erlaubt, weiterhin zu essen, was man will - auch Schokolade und Kuchen.

Glücklicherweise ist das gar nicht so kompliziert, wie gerne behauptet wird.

In den folgenden Kapiten gehe ich auf einige populäre Abnehm-Konzepte ein und versuche, die Frage zu beantworten, warum sie prinzipiell funktionieren und dennoch so selten erfolgreich sind. Zudem nehme ich einige weit verbreitete Irrtümer unter die Lupe, die dem dauerhaften Abnehm-Erfolg im Wege stehen.

"Diäten funktionieren nicht!" oder Der Jo-Jo-Effekt

Einer der hartnäckigsten Abnehm-Mythen ist zweifellos der Jo-Jo-Effekt. Man kann keinen Stein werfen, ohne jemanden zu treffen, der von seiner bitteren Erfahrung damit berichtet.

Der Jo-Jo-Effekt, dieses sagenumwobene Phänomen, das jede Diät zum Fehlschlag verdammt und jedes abgenommene Kilo doppelt und dreifach zurück auf die Waage zaubert, sobald man auch nur ein Eisbein ansieht.

Nun, auch der Jo-Jo-Effekt kann keine Kalorien aus dem Nichts herbeizaubern.

Eine 100-Gramm-Tafel Schokolade hat normalerweise knapp 600 Kalorien. Bekommt sie plötzlich 2.000 Kalorien, wenn man vorher einen Monat lang gefastet hat?

Natürlich nicht.

Was tut man denn, wenn man es geschafft hat, eine Zeit lang die Zähne zusammen zu beißen? Wenn man sich wochenlang von Karotten und Gemüsebrühe ernährt hat und endlich das Wunschgewicht auf der Waage steht?

Man tut das Naheliegende: man belohnt sich. Ist ja nur logisch - *wenn ich mein Wunschgewicht erreicht habe, muss ich ja keine Diät mehr machen!*

Also verfällt man wieder in alte Gewohnheiten, und ehe man sich versieht, hat man die losgewordenen Kilos wieder drauf.

Wie sollte es anders sein? Wenn man sich wieder ernährt wie vorher, entwickelt sich selbstverständlich auch das Gewicht wieder wie vorher. Und da man mit weniger Gewicht auf der Waage auch einen niedrigeren Grundumsatz hat*[1], nimmt man bei gleicher Ernährung eine Weile lang sogar schneller zu als vorher.

Daraus wird oft geschlossen, dass Diäten nicht funktionieren.

Das ist Quatsch.

Wendet man die gleiche Logik auf andere Bereiche des Lebens an, könnte man argumentieren, dass es nicht funktioniert, sich zu rasieren. Schließlich ist der Bart ein paar Wochen später wieder da. Oder auch Duschen: *„Drei Wochen nach einer Dusche stinke ich wieder wie ein Iltis? Duschen funktioniert nicht!"*

Nirgendwo sonst würde diese Argumentation akzeptiert. Warum ist sie also bei Diäten so weit verbreitet?

Vermutlich liegt es daran, dass der Begriff „Diät" unendlich vorbelastet ist. Beim Begriff „Diät machen" denken die meisten Menschen mit berechtigtem Grauen an Ernährungssysteme, die ihnen vorschreiben, was sie essen sollen und was nicht. Und natürlich wird dabei immer so ziemlich alles verboten, was schmeckt.

Dabei bedeutet „Diät machen" eigentlich nur, dass man auf seine Ernährung achtet. Meistens mit dem Ziel, abzunehmen, aber auch einfach, um gesund zu werden oder zu bleiben.

Streng genommen machen Sie also schon Diät, wenn Sie keine Autoreifen essen.

Der Jo-Jo-Effekt bezeichnet passend dazu das Phänomen, dass Menschen mit einer zeitlich begrenzten Diät Gewicht verlieren, nach Ende dieser Diät aber wieder zunehmen.

Doch in diesen Fällen hat die Diät ja offensichtlich sehr wohl funktioniert - es wurde ja Gewicht verloren.

Was nicht funktioniert hat, war *das Beenden* der Diät.

Diäten an sich sind also nicht unsinnig, sondern *zeitlich begrenzte* Diäten. Und das sind im Allgemeinen diejenigen, die schwere Opfer erfordern, d.h. die, bei denen man auf all die Sachen verzichten muss, die man gerne isst. Diese Diäten hält man nur durch, weil man ein fixes Ende-Datum vor Augen hat.

Das Ziel ist also, eine Diät zu finden, die sich lange durchhalten lässt. Sprich eine, bei der Sie auf nichts dauerhaft verzichten müssen.

---

[1] Der Grundumsatz bezeichnet die Menge an Kalorien, die man täglich verbraucht, ohne Sport und andere Aktivitäten.

Bei niedrigerem Körpergewicht sinkt der Grundumsatz.

Böse, böse Kohlenhydrate

Schon seit einigen Jahrzehnten erfreuen sich Diäten großer Beliebtheit, die den Verzicht auf Zucker und Kohlenhydrate predigen. Stattdessen solle man sich von Fleisch und Fett ernähren.

Auf diese Weise soll die sogenannte Ketose erreicht werden, ein Zustand, in dem der Körper seine Energie nicht mehr aus Zucker, sondern aus Fett bezieht.

Es klingt so logisch: Man will ja schließlich sein Fett loswerden, also treibt man den Körper dazu an, verstärkt Fett zu verbrennen. *Der direkte Weg zum Ziel!*

Nur hat die Sache einen massiven Denkfehler.

Der Knackpunkt der kohlenhydratfreien Diäten ist ja, dass man seine Kalorien primär durch Fett aufnimmt statt durch Zucker. Es wird also nicht nur mehr Fett abgebaut, es wird auch mehr Fett aufgenommen.

Macht es wirklich einen Unterschied, ob Sie 1.000 Kalorien Zucker zu sich nehmen und dann 1.000 Kalorien Zucker verbrennen, oder ob Sie 1.000 Kalorien Fett zu sich nehmen und dann 1.000 Kalorien Fett verbrennen? Wohl kaum. In Wahrheit liegt der Unterschied nicht in der magischen Ketose, sondern in der Effektivität: Fetthaltige Nahrungsmittel sättigen im Allgemeinen länger als zuckerhaltige.

Das bedeutet, wenn Sie 1.000 Kalorien an Süßigkeiten verputzen, werden Sie in der Regel schneller wieder Hunger haben, als wenn Sie 1.000 Kalorien an fetthaltigem Essen zu sich nehmen. Und wenn Sie schneller wieder Hunger haben, laufen Sie nunmal Gefahr, öfter und damit mehr zu essen.

Hinter dem Ganzen steht also wenig anderes als das bekannte Prinzip „Ersetzen statt Streichen". Weniger sättigende Nahrungsmittel werden durch sättigendere ersetzt.

Das ist prinzipiell eine gute Idee, aber das dogmatische Drumherum kann man sich getrost sparen.

Wer gerne Fleisch isst, soll Fleisch essen; wer Nudeln und Kartoffeln essen will, soll Nudeln und Kartoffeln essen. Solange die Kalorien stimmen, ist es völlig in Ordnung*[1].

Wie Sie das Konzept „Ersetzen statt Streichen" entspannter angehen, darauf gehe ich in einem eigenen Kapitel ein.

---

[1] Genau wie bei jeder anderen Diät muss natürlich auch hier darauf geachtet werden, dass der Körper seine nötigen Nährstoffe bekommt. D.h. auch genug Proteine.

Shakes, Formula, Schlankheitspillen etc.

Ein weiteres Konzept, das es in zahllosen Varianten gibt, sind Abnehm-Shakes, gelegentlich auch „Formula-Diät" genannt.

Das Prinzip ist einfach: Sie ersetzen täglich eine Mahlzeit, meist das Abendessen, durch eine Portion des jeweiligen Produkts, und wenn Sie zusätzlich mehr Sport treiben und auf überflüssige Kalorien verzichten, nehmen Sie ab.

Diese Anweisung zeigt schon, dass diese Mittelchen Augenwischerei sind. Denn wenn die Wunderpräparate tatsächlich so wirken würden, wie die Werbung suggeriert, wäre es ja gar nicht nötig, sich zusätzlich mehr zu bewegen und weniger zu essen.

Für diese Produkte habe ich ein Ausleseverfahren entwickelt, das ich den Schokotest nenne.
Er besteht lediglich aus einer Frage:

„Wenn ich dieses Wundermittel durch eine Tafel Schokolade ersetze, funktioniert die Diät dann immer noch?"

Lautet die Antwort Ja, ist das Wundermittel Blödsinn.

Die schlechte Nachricht ist, dass die Antwort immer Ja lautet. Wenn Sie ihr tägliches Abendessen streichen und stattdessen eine Tafel Schokolade essen, werden Sie abnehmen, *wenn Sie gleichzeitig mehr Sport treiben und auf die restlichen Kalorien achten.* Denn Erfolg beim Abnehmen hängt nicht von der Zusammensetzung einer einzelnen Mahlzeit ab, sondern davon, wie Sie Ihren Alltag bestreiten. Wenn Sie regelmäßig Sport treiben und auf Ihre Ernährung achten, nehmen Sie mit Leichtigkeit ab. Wenn Sie zu viel essen und sich zu wenig bewegen, nehmen Sie zu. Auch dann, wenn eine Ihrer vielen Mahlzeiten ein überteuerter Gemüsesmoothie ist.

Das gleiche Prinzip gilt für die Schlankheitspillen, die in regelmäßigen Abständen wieder auf den Markt gebracht werden. Mal werden sie als Fettblocker verkauft, die verhindern sollen, dass das Fett im Körper ansetzt. Mal sind es Kohlenhydratblocker, die die Aufnahme der diabolischen Kohlenhydrate verhindern sollen. Manchmal handelt es sich bei den Pillen um simple Sättigungsmittel, die durch ein falsches Völlegefühl den Appetit drosseln sollen.

Alle diese Varianten haben zwei Dinge gemeinsam.
Zum einen scheitern sie am Schokotest, denn wie bei vermeintlichen Wundermitteln so üblich, zeigen auch die Pillen für sich genommen wenig Wirkung. Auch hier lautet

die Anweisung, man solle zusätzlich Sport treiben und auf eine „ausgewogene Ernährung" achten[*1].

Zum anderen ist ihre Wirksamkeit nicht hinreichend belegt.

In den Studien, die von den Herstellern selbst bezahlt werden, nehmen die Teilnehmer selbstverständlich ab. Das ist keine Überraschung, denn derartige Studien sind darauf ausgelegt, zu einem bestimmten Ergebnis zu gelangen. In diesem Fall zu dem Ergebnis, dass Produkt XY beim Abnehmen hilft. Und wenn der Hersteller des Wundermittelchens die Bedingungen bestimmt, unter denen die Studie stattfindet, lässt sich leicht verhindern, dass die Teilnehmer mehr Kalorien zu sich nehmen, als erwünscht[*2].

Doch wenn sich die Stiftung Warentest und andere unabhängige Prüfer einschalten, sehen die Ergebnisse plötzlich nicht mehr so eindeutig aus. Oft werden sogar Warnungen ausgesprochen, wenn die Mittel beispielsweise die Verdauung durcheinander bringen, da der Körper die Nährstoffe nicht so speichern kann, wie er will.

Die Füllpillen sorgen darüber hinaus für ein Völlegefühl, an das man sich irgendwann gewöhnt. Und so stopft man sich nach der Behandlung oft noch mehr voll als vorher, um das lieb gewonnene Gefühl der prall gefüllten Plauze wieder zu erreichen.

Das größte Problem all dieser Mittel: sie sind keine Langzeitlösungen. Zwischenzeitliche Erfolge sind auf den verschiedensten Wegen möglich, doch kaum jemand möchte den Rest seines Lebens Schlankheitspillen schlucken (und bezahlen).

---

[1] Ich schlage eine neue Diät-Revolution vor: die Wand-Diät.

Wer abnehmen will, soll ein mal am Tag die Wand anstarren. Parallel dazu muss lediglich mehr Sport getrieben und auf die Kalorien geachtet werden, dann ist der Erfolg garantiert.

Wer nicht gerne die Wand anstarrt, kann stattdessen auch einen Handstand machen, einem Grashalm beim Wachsen zusehen oder eine Packung Taschentücher nach Farbe ordnen.

[2] Es muss ja nur kontrolliert werden, wie viel gegessen wird. Wenn die Teilnehmer der Studie nur 1.200 Kalorien am Tag zu essen bekommen, werden sie unweigerlich abnehmen, und der Pillenhersteller kann stolz auf ein positives Studienergebnis seines Mittelchens verweisen.

DIE 18-UHR-REGEL

Eine beliebte Forderung der Abnehm-Ratgeber ist, man solle nach 18 Uhr keine Kohlenhydrate mehr zu sich nehmen. Abends schalte die Verdauung einen Gang runter, heißt es, und wenn Sie so kurz vor dem Schlafengehen noch etwas essen, dann setzt es an.

Wenn Sie darauf verzichten, werden Sie im Schlaf abnehmen.

Es ist schon eine erstaunliche Annahme, dass die Verdauung aller Menschen dem selben Rhythmus folgen soll. Egal ob alt oder jung, dick oder dünn, männlich oder weiblich, alle sollen ihr Essen bis 18 Uhr einnehmen, denn um 18:01 Uhr wird die Verdauung abgeschaltet.

Was bedeutet das für Menschen, die nachts arbeiten? Wenn die bis 16 Uhr schlafen, haben sie demnach nur zwei Stunden Zeit, ihre Tageskalorien zusammenzukriegen - Druckbetanken nennt man so etwas.

Weiß der Verdauungstrakt auch, wann auf Sommer- und Winterzeit umgestellt wird und passt sich Ende März und Ende Oktober pünktlich vom einen auf den anderen

Tag an?

Und was ist, wenn man in eine andere Zeitzone reist? Gilt die jeweilige Ortszeit? Darf man also eine Stunde länger essen, wenn man nach England fährt?

Doch Spaß beiseite: Ja, es stimmt. Wenn Sie nach 18 Uhr keine Kohlehydrate mehr zu sich nehmen, werden Sie im Schlaf abnehmen.

Was nicht auf dem Umschlag steht: Sonst auch.

Denn es ist praktisch unmöglich, im Schlaf *nicht* abzunehmen. Der Körper verbraucht nunmal Energie, um am Leben zu bleiben. Das Herz schlägt, die Lungen ernten Sauerstoff, das Gehirn steuert das Nervensystem und versorgt seinen Besitzer mit Träumen. Das alles verbraucht Kalorien.

Währenddessen wird jedoch keine neue Energie aufgenommen, völlig egal, ob Sie vorher Kohlehydrate zu sich genommen oder den ganzen Tag gefastet haben.

Wer also nicht zum Kühlschrank schlafwandelt oder im Krankenhaus am Tropf hängt, wird unweigerlich abnehmen.

Herzlichen Glückwunsch also, liebe Leser, Sie nehmen im Schlaf ab. Jede Nacht*[1].

Das soll übrigens nicht heißen, dass es eine schlechte Idee wäre, sich das spätabendliche Essen abzugewöhnen. Es sprechen sogar mehrere Argumente dafür.

In erster Linie bietet es einen rechnerischen Vorteil. Je mehr essensfreie Zeit wir uns nehmen, desto weniger Zeit verbringen wir jeden Tag damit, uns vollzustopfen. Wer gewohnheitsmäßig nur acht Stunden pro Tag isst, wird in der Regel weniger Kalorien aufnehmen als jemand, der 16 Stunden lang mit Essen beschäftigt ist. Jemand, der um 17 Uhr mit dem Essen aufhört, wird im Allgemeinen also weniger wiegen als jemand, der von 8 bis 23 Uhr schlemmt.

Eine fixe Grenze, zu der Sie mit dem Essen aufhören, hilft nicht zuletzt auch gegen das gewohnheitsmäßige Futtern aus Langeweile.

Wenn Sie sich jeden Morgen wiegen, können Sie so auch die Waage ein bisschen austricksen.

Je länger die letzte Mahlzeit her ist, desto mehr Zeit hatte der Körper logischerweise, um sie zu verdauen. Das bedeutet, je länger Sie nach dem Essen mit dem Wiegen warten, desto weniger zeigt die Waage an. Wenn Sie also um 18 Uhr aufhören, zu essen, steht am nächsten Morgen etwas weniger auf der Waage, als wenn Sie bis 22 Uhr hingelangt haben. Wenn Sie um 16 Uhr aufgehört haben, noch weniger.

Um das ganz klar zu betonen: es ist natürlich nur ein Trick. Wenn Sie ihr Essen früher zu sich nehmen und dann länger warten, bis Sie auf die Waage steigen, wiegen Sie streng genommen nicht weniger, als wenn Sie die gleiche Menge Essen später zu sich nehmen.

Doch Motivation ist beim Abnehmen wichtig, und eine niedrigere Anzeige auf der Waage ist sehr motivierend.

Kein Trick ist allerdings die Umstellung auf Fettverbrennung.

Wenn der Körper den Zucker im Blut verbraucht hat, schaltet er auf Fettverbrennung um und holt sich seine Energie aus den Fettspeichern. Dieses Umschalten erkennen Sie am Loch im Bauch, dem starken

Hungergefühl, das nach einer kurzen Weile wieder verschwindet. Wenn Sie zur richtigen Zeit mit dem Essen aufhören, findet dieser Wechsel im Schlaf statt, so dass Sie das Loch im Bauch gar nicht mitbekommen. Und wenn Sie die Heißhungerphase verschlafen, geraten Sie auch nicht in Versuchung, den plötzlichen Hunger mit Süßigkeiten zu stillen.

Das sind aber alles keine Geheimtipps, die an eine bestimmte Uhrzeit gebunden sind, sondern simple Logik. Die Uhrzeit, die für Sie selbst am besten passt, kann allerdings kein Buch vorschreiben, jedenfalls nicht, wenn es wirklich funktionieren soll. Hier muss jeder Mensch seinen eigenen Rhythmus finden.

---

[1] Streng genommen nimmt man in jeder Pause zwischen zwei Mahlzeiten ab, da der Körper permanent Energie verbraucht.

6+1

6+1 ist ein Klassiker unter den Abnehmkonzepten. Sechs Tage die Woche bleibt man im Kalorienminus und verkneift sich Kohlenhydrate und andere böse Sachen. Dann gibt es einen „Cheat-Day", d.h. einen Tag, an dem man sich selbst „betrügt" und reinhaut, wie man möchte.

Der Vorteil liegt auf der Hand. Wenn die eingenommenen Kalorien sechs Tage im negativen Bereich liegen und einen Tag lang (ein Stück weit) im positiven, nimmt man von Woche zu Woche unterm Strich ab.

Bei dieser Methode gibt es jedoch zwei Probleme.

Das eine ist, dass der Körper den Stoffwechsel einen Gang runterschaltet, wenn er über einen längeren Zeitraum wenig Energie bekommt. Dies passiert zwar in einem geringeren Maße, als gerne behauptet wird - mehr dazu im Kapitel „Instant-Hungermodus" - doch es reicht, um die Selbstbeherrschung unnötig nah an ihre Grenzen zu bringen.

Das Bezeichnen des Futtertags als „Cheat Day", also als

Betrugstag, bringt das fundamentale Missverständnis dieses Systems schon auf den Punkt: Es ist kein Selbstbetrug, den Kreislauf in Schwung zu halten.

Wenn Sie mehrere Tage hintereinander wenig essen, fühlen Sie sich schlapp, und die Laune geht in den Keller, was das Durchhalten nur noch schwerer macht. Vor allem aber sinkt auch der Energieverbrauch, so dass der Kampf gegen den inneren Schweinehund auch relativ wenig bringt.

Daher sind sechs Tage Selbstbeherrschung am Stück nicht für jeden Menschen machbar, erst recht nicht jede Woche.

Es ist das alte Problem: wer sich so gut beherrschen kann, dass er es über einen relevanten Zeitraum durchhält, hat selten eine radikale Diät nötig.

Und natürlich ist auch 6+1 eine Diät, die von Anfang an darauf ausgelegt ist, nur eine gewisse Zeit lang durchgeführt zu werden. Und wie bei allen zeitlich begrenzten Diäten ist die Rückfallquote hinterher hoch.

5+2

Eine Alternative zum 6+1-Rhythmus, die derzeit an Popularität gewinnt, ist 5+2. Hier sind es fünf Tage, an denen normal gegessen wird und zwei Tage, an denen abgenommen wird.

Die Fürsprecher dieser Methode teilen sich in zwei Lager. Die einen propagieren, die Abnehmtage hintereinander zu legen; die anderen, einen oder mehrere normale Tage dazwischenzulegen.

Selbst am Stück sind zwei Tage Selbstbeherrschung natürlich sehr viel leichter als sechs Tage, daher klingt das Konzept verlockend. Doch es lauern Stolpersteine.

Die Aufteilung in 5 und 2 legt erst einmal nahe, die Abnehmtage auf das Wochenende zu legen. So kann man unter der Woche wenigstens normal essen, während man einen harten Arbeitstag nach dem anderen schiebt.

Das Problem ist nur, dass man sich dann ausgerechnet an den Wochenenden bremsen muss. Und natürlich hat man gerade dann viel mehr Zeit zum Essen und auch, um darüber nachzudenken, was man jetzt *eigentlich gerne essen würde.*

Und gerade an Wochenenden drängt sich gerne das Gefühl auf, sich etwas verdient zu haben, nach der langen, harten Arbeitswoche.

Doch auch wenn man die Abnehmtage z.B. auf Dienstag und Mittwoch legt, ist es leicht, ins Straucheln zu kommen. Denn auch hier schaltet der Körper ein Stück weit in den Energiesparmodus, wenn er am zweiten Tag schon wieder wenig zu essen bekommt. Und so wird der anstrengende Arbeitstag noch anstrengender - das braucht man mitten in der Woche ja auch nicht, erst recht nicht jede Woche.

Ein weiteres Problem ist, dass wir nach Fasttagen dazu neigen, uns zu belohnen. Das heißt, wenn man sich zwei Tage lang brav zurückgehalten hat und die Zügel dann wieder loslassen darf, ist die Gefahr groß, mehr zu essen, als man ohne die Diät gegessen hätte. Solange sich dieses Plus im Rahmen bewegt, ist das kein Problem, doch die Verlockung, über die Stränge zu schlagen, ist nach zwei Hungertagen groß.

Alles in allem ist 5+2 ein großer Schritt nach vorn, im Vergleich zu einigen anderen, länger etablierten Konzepten. Doch zumindest in der Variante mit aufeinanderfolgenden Abnehmtagen ist es immer noch recht optimistisch gedacht. Die entspanntere Alternative muss sich wiederum die Frage gefallen lassen, warum ausgerechnet zwei Abnehmtage das Optimum für alle Menschen sein sollten. Warum nicht ein Tag? Oder drei, oder vier?

Wie immer gilt: Es ist erlaubt, was funktioniert. Wer mit 5+2 glücklich und erfolgreich ist, soll ruhig dabei bleiben. Für alle Anderen gibt's ja jetzt Die Schokoladen- und Kuchendiät.

DIE STEINZEIT-DIÄT

Auch ein Konzept, das alle paar Jahre wieder unter verschiedenen Namen aus der Versenkung auftaucht, ist die Steinzeit-Diät. Sie basiert auf einer simplen Annahme: Die Menschen hätten sich seit der Steinzeit nicht genetisch verändert, also sollen wir uns auch ernähren wie in der Steinzeit. An moderne Nahrungsmittel wie Kuhmilch oder Brot seien wir nicht angepasst, also seien sie schädlich.

Nun, erst einmal sind die Ausgangspunkte der These falsch.

So wissen wir heute gar nicht sicher, wie die damaligen Jäger und Sammler sich ernährt haben. Wie oft haben sie Fleisch gegessen? Was für Obst und Gemüse haben sie angebaut? Der Stand der Erkenntnisse ändert sich mit jedem neuen Fund.

Zudem war die Steinzeit zwei Millionen Jahre lang. In dieser Zeit hat sich selbst die Spezies Mensch verändert. Und die Ernährungsweise soll konstant geblieben sein..?

Streng genommen wissen wir nicht einmal, ob Höhlenmenschen tatsächlich dünn waren. Sie sind es auf den Höhlenmalereien, doch das ist ja kein Beweis. Wer sich unsere heutigen Medien ansieht, muss auch glauben, die Menschen heute seien allesamt schön und perfekt beleuchtet. Und allzu detailgetreu sehen Jahrtausende alte Höhlenmalereien nun auch nicht aus. Nicht einmal an den Knochenfunden lässt es sich festmachen, denn die Skelette von dicken und dünnen Menschen sehen nunmal gleich aus.

Vor allem ist aber die Behauptung, der Mensch habe sich seitdem nicht genetisch verändert, falsch. Gerade das Verarbeiten von Milch ist ein Beispiel für genetische Anpassung. Das dafür nötige Enzym Laktase, das den Milchzucker aufspaltet, wurde bis vor relativ kurzer Zeit nur im Säuglingsalter gebildet, um den Konsum der Muttermilch zu ermöglichen. Die Fähigkeit, auch im Erwachsenenalter noch Milchzucker zu verarbeiten, verdanken wir einer recht jungen genetischen Entwicklung, die vermutlich auf den Beginn der Viehhaltung zurückgeht.

Selbst wenn man über die falschen Voraussetzungen hinwegsieht und die Schlussfolgerung für sich betrachtet, bleibt das Konzept unsinnig. Wirft man einen Blick auf verschiedene Völker, die heute als Jäger und Sammler leben, fällt schnell auf, dass sie sich höchst unterschiedlich ernähren. Beispielsweise essen die Inuit in Grönland praktisch ausschließlich Fisch und Fleisch. Die Massai in Ostafrika leben wiederum hauptsächlich von Milch, die von den Anhängern der Steinzeit-Diät kategorisch abgelehnt wird.

Diese Ernährungsweisen gehen nicht auf medizinische Abwägungen und langjährige Erfahrungen zurück. Sie sind das Ergebnis des Lebensraums, der manche Nahrungsmittel ermöglicht und andere nicht. Es wird gegessen, was da ist.

Es ist kurios, wie sehr man sich in eine fixe Idee verrennen kann. Der neueste Schrei unter den Steinzeitlern: Das Frühstück auslassen.

Was lange als die wichtigste Mahlzeit des Tages etabliert war, die uns gestärkt in den Tag aufbrechen lässt, soll jetzt Null und nichtig sein, da Höhlenmenschen angeblich nicht frühstückten.

Es ist wohl nur eine Frage der Zeit, bis ungefiltertes Trinkwasser zur Lösung aller Probleme erklärt wird - schließlich gab es in der Steinzeit auch keine Kläranlagen.

Es ist keine gute Idee, sein Leben danach ausrichten, wie andere Menschen vor 12.000 Jahren *vermutlich* lebten. Wer keine Milch verträgt, soll eben keine Milch trinken. Wer sie verträgt, sollte sich diese wunderbare Eiweißquelle nicht mit dem Argument ausreden lassen, dass *früher alles besser war*.

INSTANT-HUNGERMODUS

Eine Legende mit mehr als nur einem Körnchen Wahrheit ist der Hungermodus.

Gegner des Fastens argumentieren, dass der Körper sich der Energie anpasst, die er bekommt. Sprich, wenn man nur wenig Energie zu sich nimmt, verbraucht der Körper auch nur wenig Energie. Er schaltet in einen Spar-Modus. Und wenn der Körper so wenig Energie verbraucht, nimmt man auch nicht mehr ab.

Schimmer noch: wenn die Fastenzeit vorbei ist und man wieder normal isst, nimmt man sofort zu, denn der Körper hat sich auf die geringe Energie eingestellt und bekommt nun plötzlich viel mehr Kalorien, als er braucht. Dies ist auch eine gerne zitierte Erklärung für den Jo-Jo-Effekt.

Um es kurz zu machen: Der Stoffwechsel passt sich zwar den Gegebenheiten an, aber nur ein Stück weit.

Wäre die Umstellung so dramatisch, wie sie von Fitnessfans oftmals beschrieben wird, wäre es ja unmöglich, dick *oder* dünn zu werden.

Sowohl nach oben als auch nach unten gibt es Grenzen. Wenn Sie sich dauerhaft auf 500 Kalorien am Tag beschränken, werden Sie auch abnehmen. Es wird Ihnen wohlgemerkt nicht lange gut gehen, doch Sie werden abnehmen. Genau so wenig können Sie Ihren Stoffwechsel immer mehr antreiben, indem Sie immer mehr essen, so schön das auch wäre.

Es gibt ganz andere Gründe, Diäten zu meiden, die Reihen von Fastentagen verlangen.
Vor allem ist es einfach unangenehm, sich schlapp zu fühlen.
Am zweiten oder dritten Fastentag merkt der Körper, dass er weniger Energie bekommt, und schaltet einen Gang runter. Man fühlt sich müde, die Laune geht in den Keller, und damit sinkt auch die Motivation, Sport zu treiben oder sich an die Diät-Vorgaben zu halten. Es ist einfach kontraproduktiv.

Dieser Mechanismus des Körpers lässt sich glücklicherweise einfach überlisten. Dazu komme ich im Kapitel „Futter- und Abnehmtage".

Die simple Wahrheit

Zunehmen ist einfach. Sie müssen nur mehr Kalorien zu sich nehmen, als Sie verbrauchen.

Die gute Nachricht ist, Abnehmen ist genau so einfach. Sie müssen nur mehr Kalorien verbrauchen, als Sie zu sich nehmen.

Das ist das ganze Geheimnis.

Von der Verteufelung von Kohlenhydraten über Diät-Shakes bis hin zu Abnehm-Workouts, alles läuft auf diese simple Wahrheit hinaus.

Das Ziel ist immer dasselbe: Den Kalorien-Verbrauch erhöhen und/oder die Kalorien-Aufnahme senken, um insgesamt ein Kaloriendefizit zu erreichen.

Alles andere ist Augenwischerei.

Wenn Sie ein Kaloriendefizit erreichen, also mehr Kalorien verbrauchen, als Sie aufnehmen, nehmen Sie ab. Dabei ist es prinzipiell egal, ob Sie dieses Kaloriendefizit durch weniger Essen oder mehr Sport erreichen.

Genau so ist niemand gezwungen, eine bestimmte Zahl von Kalorien pro Tag im Minus zu bleiben. Jede Woche, jeder Monat, in dem Sie insgesamt mehr Kalorien verbrauchen, als Sie zu sich nehmen, ist ein Schritt weg vom Übergewicht.

Die Frage lautet also: wenn Sie sich sowieso mehr bewegen und/oder auf Ihre Kalorien achten müssen, warum sollen Sie sich zusätzlich noch quälen? Warum sollen Sie kategorisch auf Ihr Lieblingsessen verzichten? Warum sollen Sie Geld für Diätpillen ausgeben oder Ihren Gaumen jeden Tag mit mehligen Smoothies malträtieren?

Sollen Sie gar nicht. Stattdessen können Sie das Geld stecken lassen und sich dafür über das leckere Abendessen freuen.

Und das, liebe Leser, ist das Prinzip der Schokoladen- und Kuchendiät.

****

Was braucht man also, um abzunehmen?

Entweder Willensstärke oder Geduld.

Besitzen Sie eine gewisse Willensstärke, geht es natürlich am schnellsten. Dann können Sie Ihre Ernährung umstellen und Ihre Kalorienaufnahme langfristig senken. Oder Sie können Sport treiben und Ihren Verbrauch erhöhen. Oder natürlich beides, dann geht es ganz flott.

Doch Willensstärke ist eine zweischneidige Sache,

denn der Grat zwischen starkem Willen und Verbissenheit ist oft schmal. Wenn man sich zu sehr in ein bestimmtes Ziel verbeißt (z.B. X Kilo in Y Wochen), verkrampft man sich, und dann ist es schwierig, mit kleinsten Rückschlägen umzugehen. So schwer müssen Sie es sich nicht machen.

Wer seine Gewohnheiten nicht radikal ändern kann oder will, und das sind erfahrungsgemäß die meisten, kann auch mit Geduld ans Ziel gelangen. Wenn Sie sich zum Abnehmen mehr Zeit lassen, müssen Sie auch nur kleinere Opfer bringen. Hier ein Glas Bier weniger, dort ein Spaziergang mehr... Kleinvieh macht auch Mist, und wenn Sie diese vermeintlichen Kleinigkeiten systematisch angehen, können Sie langfristig eine ganze Menge Kalorien einsparen.

In den folgenden Kapiteln gebe ich kleinere und größere Tipps, wie Sie das anstellen können, ohne sich allzu sehr zu quälen. So können Sie sich Ihr eigenes Programm zusammenstellen, um entspannt und dauerhaft abzunehmen.

Die Schokoladen- und Kuchendiät funktioniert nämlich nicht, *obwohl* sie das Lieblingsessen erlaubt, sondern *weil* sie das Lieblingsessen erlaubt.

MAHLEN NACH ZAHLEN

Das mächtigste Hilfsmittel, das Sie beim Abnehmen in der Hand haben, ist das Buchführen.

Gehen Sie zu einem Schuldenberater, weil Ihnen finanziell das Wasser bis zum Hals steht, erhalten Sie in der Regel als erstes den Rat, Ihre Ausgaben zu protokollieren. Jedes Brötchen, das Sie sich kaufen, jedes Lied, das Sie sich herunterladen, alles wird eingetragen. Am Ende des Monats sehen Sie sich dann die komplette Liste wieder an. Danach sinken die Ausgaben meist wie von Zauberhand.

Ähnlich ist es mit dem Zunehmen. Es wirkt Wunder für die Motivation, wenn man erst einmal schwarz auf weiß sieht, wie viel man überhaupt Tag für Tag zu sich nimmt. Hier ein kleiner Snack zusätzlich, dort noch ein Bissen mehr als geplant... da kommt schnell eine Menge zusammen.

Wenn Sie den Überblick über Ihre Ernährung behalten, ist es unendlich leichter, kleinere und größere Kalorienmengen einzusparen. Das Schöne ist, dass die technischen Entwicklungen der letzten Jahre dies nicht nur deutlich effektiver, sondern auch deutlich bequemer gemacht haben.

Schrittzähler führen automatisch Buch darüber, wie viel wir uns bewegen*[1], Fitness-Apps auf dem Smartphone oder dem Computer stellen Trainingspläne auf und erinnern uns daran, wann und wie viel wir trainieren sollten, und Ernährungsdatenbanken im Internet erleichtern uns, zu protokollieren, was wir zu uns nehmen.

Natürlich können Sie auch ohne diese Hilfsmittel Buch führen, doch sie erleichtern das Ganze enorm. Eine gewisse Affinität zur Technik vorausgesetzt, ist es überraschend einfach, Ernährung und Sport im Blick zu behalten.

Das oberste Gebot: Ehrlichkeit

Ob Sie mit Stift und Papier Buch führen oder mit App und Smartphone, das wichtigste beim Buchführen ist Ehrlichkeit. Alles, was Kalorien hat, wird eingetragen. Auch wenn es sich „nicht so schlimm" anfühlt, z.B. Obst oder Getränke.

Es geht dabei nicht nur um den Überblick an sich. Ob beim Geld-Ausgeben oder beim Nebenher-Snacken, das Eintragen selbst hat einen wünschenswerten Nebeneffekt: Es hält oft von kleinen, unnötigen Sünden ab.

Denn das Eintragen macht es offiziell. Es ist leicht, sich selbst vorzumachen, dass dieser Schokoriegel oder jener Muffin nicht so sehr ins Gewicht fällt. *„Das kleine Ding, zwischen Tür und Angel, ist schon nicht so schlimm."*

Doch wenn man weiß, dass eben auch dieser

Schokoriegel oder jener Muffin hinterher auf der Abrechnung stehen wird, überlegt man es sich zwei mal.

Das heißt, es wird schwerer, sich selbst über's Ohr zu hauen, wenn Sie im Hinterkopf haben, dass Sie sich selbst kontrollieren.

Wer vor der Vorstellung zurückschreckt, jeden einzelnen Happen eintragen zu müssen, kann sich freuen. Denn die Tatsache, dass es auf Dauer nervtötend ist, kleine Mengen einzutragen, kann auch motivieren, sich diese kleinen Mengen einfach mal zu sparen.

„Eigentlich würde ich jetzt gerne noch was knabbern. Aber dann muss ich das gleich wieder eintragen. Nee, keine Lust."

Und schon stehen wieder ein paar hundert Kalorien weniger auf der Waage.

Es geht nicht einmal nur darum, sich vor Augen zu halten, wie viel Sie essen, und sich hier und da ein wenig zu bremsen. Es geht auch darum, ein Gefühl dafür zu bekommen, wie viele Kalorien überhaupt in den Nahrungsmitteln stecken. Denn hier lauern einige saftige Überraschungen.

„Saftig" ist auch schon ein erstes Stichwort, denn Obstsäfte sind ein gutes Beispiel. *Obst ist gesund, also sind Säfte aus 100% Obst doch sicher auch gesund!* Doch Säfte sind echte Kalorienbomben und sollten mit Vorsicht genossen werden, wenn Sie abnehmen wollen. Zudem gehen beim Pressen eine Menge Inhaltsstoffe verloren. Nicht zuletzt Ballaststoffe, die die Verdauung unterstützen. Auch wenn Säfte mehr Gutes enthalten als Cola & Co., sollten sie also eher als Süßigkeit betrachtet werden.

Ich persönlich hielt Olivenöl für's Braten immer für

eine weniger fette Alternative zu Butter, bis ich mit dem Kalorienzählen anfing und feststellte, dass ein Esslöffel Olivenöl mehr als 80 Kalorien hat. Beim Braten kommt man mit zwei oder drei Esslöffeln pro Pfanne meist hin (und selbst da reden wir schon von etwa 160-250 Kalorien, zusätzlich zum eigentlichen Essen). Doch wenn man beispielsweise eine einfache Salatsauce mit Essig und Öl macht, kann man sich leicht ausrechnen, dass diese damit schnell auf einen Kalorienwert kommt, der es mit einer Tafel Schokolade oder einem Stück Kuchen aufnehmen kann*[2].

Derartige Missverständnisse gibt es zuhauf. Wer nicht von kleinauf gelernt hat, auf Kalorien zu achten - und wer hat das schon - wird ein wenig brauchen, um sich dran zu gewöhnen.

Schaffen Sie es, sich an Ihre Kalorienziele zu halten, kann das Buchführen das Leben auch angenehmer machen. Leckereien wie Schokolade und Kuchen sorgen im Allgemeinen für gewisse Schuldgefühle, wenn man abnehmen will. Wenn Sie aber den Überblick über Ihre Kalorienzufuhr behalten und diese Sachen in Ihren Tagesplan einbauen, können Sie sie genießen, ohne ein schlechtes Gewissen zu bekommen.

Und aus eigener Erfahrung kann ich berichten, dass Schokolade sehr viel besser schmeckt, wenn man sich nicht mehr insgeheim dafür schuldig fühlt, dass man sie isst.

Kalorien zu zählen hat noch einen weiteren Vorteil: es animiert, Sport zu treiben. Denn wenn Sie sich beim Essen mal nicht bremsen können und über Ihren Tagessatz an Kalorien hinausschießen, können Sie das mit Sport wieder ausgleichen.

Oder anders ausgedrückt: die Kalorien, die Sie durch Sport verbrauchen, dürfen Sie beim Essen draufschlagen.

Dabei muss es auch nicht immer anstrengender Sport sein. Ein Beispiel für entspanntes - und sogar entspannendes - Verbrennen von Kalorien sind Spaziergänge. Darauf komme ich in einem späteren Kapitel ausführlicher zu sprechen. Auch Schwimmen oder Radfahren sind Möglichkeiten, mit vergleichsweise geringem Kraftaufwand Kalorien zu verbrennen.

Sport muss nicht immer Gewichte-Stemmen sein. „Bewegung" lautet das Zauberwort.

Wollen Sie die Kalorien, die Sie täglich verbrauchen, akkurat messen, müssen Sie sich erst einmal von einem Arzt Ihren Grundumsatz berechnen lassen, d.h. die tägliche Menge an Kalorien, die der Körper im Ruhezustand verbraucht. Der Grundumsatz ist abhängig von Faktoren wie Alter, Geschlecht, Gewicht, Größe und Muskelmasse, aber auch von der Gesundheit. Das bedeutet, die Messung sollte gelegentlich wiederholt werden, denn der Grundumsatz ändert sich, wenn Sie Gewicht verlieren.

Noch komplexer ist es, den tatsächlichen Kalorienverbrauch zu messen, der die Aktivitäten beinhaltet, wie Arbeit oder Sport. Hier gibt es diverse Hilfsmittel, die teurer werden, je mehr Faktoren sie in die Messung einbeziehen, wie Puls, Hauttemperatur und mehr.

Viel einfacher ist es, sich vom Internet helfen zu lassen, denn das nimmt uns auch hier eine Menge Arbeit ab. Die oben schon angesprochenen Ernährungstagebücher sind in der Regel auch Kalorienzähler und Fitnesstagebücher, und dort lassen sich mit wenig Aufwand Profile erstellen - auch anonym. Diese errechnen den Grundumsatz anhand des Alters, Geschlechts und Gewichts. Hier lassen sich Nahrungsmittel eintragen, die Sie zu sich nehmen, und auch allerlei Aktivitäten von Gartenarbeit bis Yoga, was eine Menge Rechnerei erspart.

Auch Schrittzähler und Pulsuhren bieten oft eine begleitende Software, sei es für das Smartphone oder den heimischen PC/Mac, die an derartige Datenbanken angebunden sind und ihre Daten automatisch abgleichen.

Die Werte, die solche Datenbanken errechnen, sind natürlich nur Annäherungswerte; das gilt sowohl für den Grundumsatz als auch für den Kalorienverbrauch beim Sport. Dies genau zu bestimmen, ist über ein Online-Formular nicht möglich, denn das misst weder den Puls, noch kennt es Ihren exakten Fitnesslevel.

Doch selbst diese ungefähren Werte helfen enorm, um sich einen Überblick über die eigenen Gewohnheiten zu schaffen. Und natürlich auch dabei, diese Gewohnheiten nach und nach anzupassen.

Wenn Sie damit Buch führen, bekommen Sie früher oder später auch ein Gefühl dafür, ob die Werte korrekt sind oder nicht. Wenn nicht, können Sie die Zielvorgaben anpassen. Wenn Sie z.B. regelmäßig zunehmen, obwohl Sie Ihre Kalorienziele eingehalten haben, sind diese Ziele zu hoch gesteckt und müssen nach unten korrigiert werden.

Zur Sicherheit können Sie die Kalorienwerte beim Essen auf- und beim Sport abrunden.

Die oberste - man könnte fast sagen, die einzige - Pflicht beim Abnehmen ist also, Buch zu führen, und zwar ehrlich.

Ab und zu mal über Gebühr schlemmen, ist nicht

tragisch, das können Sie ausgleichen. Gelegentlich den Sport vernachlässigen, ist auch nachvollziehbar, und auch das können Sie im Laufe der Zeit ausgleichen.

Nur die Ehrlichkeit beim Eintragen sollte man nicht schleifen lassen, wenn es mit dem Gewicht abwärts gehen soll.

Und damit das nicht so schwer fällt, gibt es im nächsten Teil Tipps und Tricks, mit denen Sie sich das Ganze Stück für Stück erleichtern können.

---

[1] Mehr dazu im Kapitel „Schrittzähler".

[2] Der Tipp des Tages lautet somit: ölfreie Salatsaucen. Die schmecken oft leider wie eingeschlafene Füße, doch bei einem gemischten Salat fällt das nicht allzu sehr auf.

FUTTER- UND ABNEHMTAGE

Beim Abnehmen geht es um den Durchschnitt. Man muss *durchschnittlich* mehr Kalorien verbrauchen, als man aufnimmt.

Das bedeutet, Sie müssen nicht jeden einzelnen Tag das sogenannte Kalorienminus erreichen, sondern nur insgesamt. Es ist okay, an einzelnen Tagen im Kalorienplus zu landen, solange Sie über die Woche gerechnet insgesamt im Minus landen.

Streng genommen ist es genau so okay, über einzelne Wochen im Plus zu landen, solange Sie über den Monat gerechnet insgesamt ein Kalorienminus erreichen. Davon rate ich allerdings ab, da irgendwann die Versuchung groß wird, das Erreichen des „Insgesamt-Minus" immer weiter vor sich herzuschieben.

Regelmäßig ein Kaloriengleichgewicht zu schaffen oder sogar ein Stück weit ins Kalorienplus zu kommen, ist jedoch ratsam, auch wenn Sie abnehmen möchten. Bleibt man konstant im Minus, gewöhnt sich der Körper an den niedrigen Energielevel und senkt den Verbrauch. Dann fühlt man sich nicht nur schlapp und die Laune geht in den

Keller, man nimmt auch weniger ab.

Wenn Sie gezielt Tage einlegen, in denen Sie (leicht) im Kalorienplus bleiben, kann der Körper sich nicht an den niedrigen Umsatz gewöhnen, und der Kreislauf bleibt in Schwung.

Regelmäßig im Kalorienminus zu bleiben, ist trotzdem leichter gesagt als getan.

Daher ein Vorschlag für den Anfang:

Wer Probleme hat, seine Kalorien unter Kontrolle zu bekommen, sollte erst einmal versuchen, ein Kaloriengleichgewicht zu erreichen. D.h. der erste Schritt ist, Plus/Minus Null zu schaffen und nicht mehr zu sich zu nehmen, als man verbraucht.

Damit verschaffen Sie sich schonmal eine Ruhepause. Diese können Sie nutzen, um zu beobachten, wie exakt die Kalorienwerte eigentlich sind, an denen Sie sich orientieren. Wenn Sie von Tag zu Tag so viele Kalorien verbrauchen wie Sie einnehmen, sollte das Gewicht im Großen und Ganzen gleich bleiben. Entwickelt sich das Gewicht deutlich in die eine oder andere Richtung, müssen Sie die Rechnung entsprechend anpassen. D.h. wenn die Kalorien laut Rechnung bei Plus/Minus Null landen und Sie immer noch zunehmen, ist der berechnete Grundumsatz zu hoch gegriffen.

Es ist wohlgemerkt wichtig, sich nicht von kleineren Schwankungen verrückt machen zu lassen.

Dass das Gewicht von Tag zu Tag schwankt, ist völlig normal. Sie müssen nur mal am Abend später als gewohnt noch eine Flasche Wasser trinken. Wenn Sie dann am nächsten Morgen Ihr Gewicht kontrollieren, haben Sie vermutlich einiges mehr auf der Waage. Dies ist natürlich keine reale Gewichtszunahme, sondern nur das zusätzliche Wasser im Bauch. Keine Panik also - das ist am nächsten Tag wieder weg.

Haben Sie es geschafft, Ihre Kalorien unter Kontrolle zu bekommen, ist der größte Schritt schon getan. Nun können Sie vereinzelte Abnehmtage einbauen, d.h. Tage mit Kalorienminus. Für den Anfang vielleicht einen pro Woche.

Wichtig ist dabei, sich am nächsten Tag nicht großzügig zu belohnen. Wenn Sie z.B. an einem Abnehmtag ein Minus von 700 Kalorien geschafft haben, sollten sie sich nicht am nächsten Tag mit einem Kalorienplus von 700 dafür belohnen. Die eigentliche Belohnung sollten 0,1kg weniger auf der Waage sein*[1].

Nach und nach können Sie dann die Zahl der Abnehmtage erhöhen.

Wie viele Abnehmtage ratsam sind, daran scheiden sich allerdings die Geister (siehe auch die Kapitel „6+1" und „5+2").

Ich habe im Laufe meiner eigenen Abnehmerei viel mit derartigen Rhythmen experimentiert. Die Methode, die meiner Erfahrung nach am zuverlässigsten funktioniert: 1+1, ein stetes Abwechseln von Futter- und Abnehmtagen. Mit dieser Methode habe ich die 15 Kilogramm, die mich damals noch von meinem Ziel trennten, innerhalb von 15 Wochen abgenommen.

Die Rhythmen, die ich zuvor versucht hatte, 6+1, 5+2, 3+2 und alles mögliche dazwischen, hatten allesamt eine Weile lang funktioniert. Doch irgendwann bewegte sich auf der Waage nichts mehr. Dann wechselte ich zu einem anderen Rhythmus, und wieder ging das Gewicht ein bisschen runter, dann blieb es wieder stehen.

Der einzige Rhythmus, mit dem ich dauerhafte Erfolge erzielt habe, war und ist 1+1. Denn es erleichtert den Kampf gegen den inneren Schweinehund enorm, nur jeden zweiten Tag ein Kalorienminus erreichen zu müssen.

Das Prinzip ist einfach.

An Futtertagen nehmen Sie etwas mehr zu sich, als Sie verbrauchen. Ein guter Anfang ist ein Kalorienplus von 10%. Wenn Sie also an einem Futtertag 2.000 Kalorien verbrauchen, sollten Sie versuchen, etwa 2.200 Kalorien zu sich zu nehmen.

Diese Zahlen sind selbstverständlich nicht in Stein gehauen. Sie werden für manche Leser funktionieren und für andere nicht. 10% sind ein Ausgangswert für ein überschaubares Plus, das hoch genug ist, um den Körper davon abzuhalten, in den Spargang zu schalten. Gleichzeitig ist es niedrig genug, um am folgenden Abnehmtag nicht zu schwer zu kämpfen zu haben.

An Abnehmtagen bleiben Sie deutlich im Minus. Das Mindestziel ist hier natürlich, weiter im Minus zu bleiben, als Sie an den Futtertagen im Plus bleiben. Wenn Sie an einem Futtertag 200 Kalorien im Plus landen, sollten Sie am folgenden Abnehmtag also mehr als 200 Kalorien Minus schaffen.

Wollen Sie z.B. die oben angesprochenen 0,1 Kilogramm los werden, müssen Sie insgesamt - d.h. mit einem Futter- und einem Abnehmtag - bei minus 700 Kalorien landen. Bei 200 Kalorien Plus am Futtertag wäre also ein Minus von 900 Kalorien das Ziel für den Abnehmtag.

Je mehr Minus Sie schaffen, desto mehr nehmen Sie ab.

Wenn Sie mit Sport nachhelfen und am Abnehmtag 1.600 Kalorien Minus schaffen, nehmen Sie über die selben zwei Tage rechnerisch 0,2kg ab.

Das leichte Kalorienplus der Futtertage verhindert, dass der Körper in den Spargang schaltet, wenn er an den Abnehmtagen weniger zu essen bekommt. Das bedeutet, es werden mehr Kalorien verbrannt, das ständige Gefühl der Schlappheit bleibt aus, und die Laune sinkt nicht so schnell in den Keller. Dadurch ist das Ganze sehr viel leichter durchzuhalten als andere Rhythmen.

Und wenn die Versuchung doch mal größer wird, die selbstgesetzten Grenzen zu überschreiten, ist es leichter, gegen diesen Drang anzukämpfen, denn der nächste Futtertag liegt ja nie weiter als einen Tag entfernt.

Um das noch mal zu wiederholen: Bevor Sie damit beginnen, sollten Sie einen Arzt heranziehen. Als ich mit dem Abnehmen begonnen habe, war ich zwar deutlich übergewichtig, davon abgesehen aber gesund.

Überhaupt ist es eine gute Idee, in regelmäßigen Abständen beim Hausarzt vorbeizuschauen, wenn Sie Ihre Ess- und Sportgewohnheiten deutlich umstellen. Das gilt natürlich nicht nur für Die Schokoladen- und Kuchendiät.

Auch wichtig: Wer an den Abnehmtagen viel einspart, muss sicherstellen, dass er die nötigen Nährstoffe zu sich nimmt.

Ich habe schnell gelernt, die Abnehmtage zu nutzen, um Salat, Geflügel und ähnliches zu essen. Nicht etwa, weil ich große Ambitionen gehabt hätte, mich gesund zu ernähren, sondern einfach, da ich auf diese Art vergleichsweise viel essen kann, ohne dass die Kalorien gleich unkontrollierbar in die Höhe schnellen. Auch mit Fisch und Gemüse lassen sich vielerlei Mahlzeiten anrichten, die das Kalorienbudget nicht allzu sehr belasten.

Wer schon vom Gedanken an Salat und anderes Grünzeug Ausschlag bekommt, muss das gesunde Essen eben an den Futtertagen einbauen. Denn ganz ohne geht es nicht - wer an Abnehmtagen nur von Knäckebrot lebt und an Futtertagen nur von Schokolade, dem wird es nicht lange gut gehen.

Auch die Getränke dürfen nicht vergessen werden. Ideal ist, hauptsächlich Wasser zu trinken, aber auch Tee und Kaffee sind Diät-kompatibel. Alkohol und Süßgetränke sollte man sich so weit wie möglich verkneifen, denn die brauchen die erlaubten Kalorien sehr schnell auf.

(Die gute Nachricht ist, dass das Ersetzen von Cola & Co. durch Wasser reine Gewohnheitssache ist. Darauf gehe ich im Kapitel *Wasser* näher ein.)

Erlaubt ist, was funktioniert.

Jeder Mensch hat eigene Bedürfnisse und Angewohnheiten, die er ablegen kann oder auch nicht, und jeder hat eigene Grenzen. Deshalb kann kein bestimmter Rhythmus für alle gleich gut funktionieren.

Das Prinzip 1+1, also abwechselnde Futter- und Abnehmtage, ist meiner Erfahrung nach das effektivste und auch dasjenige, das sich am leichtesten durchhalten lässt. Doch auch 6+1, 5+2 und andere Lösungen haben Anhänger, die mit diesen Varianten Erfolge erzielt haben.

Das Fazit lautet also: Ausprobieren. Dem System eine Chance geben. Wenn der Rhythmus nicht passt, nicht verzagen. Einfach einen anderen ausprobieren. So bekommen Sie nach und nach ein Gespür dafür, was funktioniert und was nicht.

Damit die Herausforderung etwas leichter wird, gibt es im nächsten Teil Tipp und Tricks, die helfen, mit wenig Anstrengung Kalorien einzusparen.

---

[1] Ein Kilogramm Körperfett entspricht etwa 7.000 Kalorien.

TIPPS & TRICKS

Das eine große Wundermittel, das alles einfach macht, gibt es leider nicht. Was es gibt, sind Mittel und Wege, um sich das Abnehmen Stück für Stück zu erleichtern.

Eine wichtige Anmerkung vorweg: Nicht jeder Trick wird für jeden Leser funktionieren.

Jeder Mensch hat andere Vorlieben, andere Tagesabläufe, andere Stärken und Schwächen. Und vor allem ist nicht jeder Mensch in der Lage, sich die gleichen Sachen an- oder abzugewöhnen.

Aber ich hoffe, dass für Jeden ein paar umsetzbare Ideen dabei sind. Wenn nicht, hoffe ich Anregungen zu geben, damit Sie sich Ihre eigenen Kniffe zusammenreimen können.

Eine gute Idee wäre, nach und nach diejenigen Tricks ausprobieren, die halbwegs machbar erscheinen. Und die, die funktionieren, beizubehalten.

Hunger von Fresslust unterscheiden lernen

Ein großer Schritt auf dem Weg zur Kontrolle über die Essgewohnheiten ist, die Signale des eigenen Körpers deuten zu lernen.

Das Ziel ist, echten Hunger von bloßem Appetit zu unterscheiden.

Hunger ist das *Bedürfnis*, etwas zu essen.

Wenn dem Körper die Energie ausgeht, entwickelt sich langsam, stetig, ein Verlangen nach Essen. Nicht nach einem bestimmten Geschmack, sondern schlicht nach Nahrung, nach Energie. Der Blutzucker sinkt, der Magen grummelt, man fühlt sich, als sei die Batterie leer.

Appetit ist der *Wunsch*, etwas zu essen.

Dieser kann die verschiedensten Ursachen haben. Ein Geruch steigt in die Nase, und man bekommt Lust, zu essen. Man befindet sich in einem emotionalen Tief, und Essen scheint ein guter Weg, zumindest für einen Moment die Stimmung zu verbessern.

Oft ist es einfach Langeweile. Man hat nichts zu tun, die Gedanken streifen umher, und schnell ist man beim

Essen. Man sieht etwas Leckeres im Fernsehen, und schon regt sich das bekannte Gefühl, *och, ich könnte langsam mal wieder was vertragen.*

Auch wenn man gerade erst gegessen hat und der Hunger gestillt ist, muss man gegen Appetit gewappnet sein. Man spürt, dass der Magen nicht mehr prall gefüllt ist und verwechselt dieses Gefühl leicht mit Hunger.

Während des Essens ist es auch leicht, das „Ich bin fertig"-Signal des Körpers zu überhören und einfach so lange weiter zu essen, bis die Magenwände Alarm schlagen. *„Solange noch was reingeht, bin ich auch noch hungrig."*

Ärgerlich ist auch, dass der Magen das „Voll"-Signal nicht sofort sendet, sondern erst nach etwa 15 bis 20 Minuten. Das macht es sehr leicht, mehr zu essen als nötig, auch wenn man echten Hunger hatte.

Hier hilft nur, langsam, in Ruhe zu essen und nach jeder Mahlzeit (bzw. nach jedem Teller) eine Pause einzulegen. Das hilft auch, das Essen mehr zu genießen.

Selbst die Größe des Tellers kann einen falschen Eindruck geben. Die gleiche Menge Essen sieht auf einem großen Teller nach viel weniger aus als auf einem kleinen Teller. Und auch, wenn der Magen danach dieselben Signale sendet, ist das subjektive Völlegefühl ein anderes. *„Von einem halbvollen Teller kann ich doch unmöglich satt sein..."*

Wenn Sie also kleinere Teller im Haus haben, als Sie normalerweise benutzen, versuchen Sie es doch mal.

Es gibt einen simplen Anhaltspunkt, um Hunger von Appetit zu unterscheiden: Wenn Sie Hunger auf etwas bestimmtes bekommen, ist es Appetit. Dabei ist es egal, ob es Appetit auf Bananen, Schokolade oder (theoretisch) Salat ist. Echter Hunger ist unabhängig von bestimmten Nahrungsmitteln.

Hier gilt es, sich die gesündere Alternative anzugewöhnen. Geben Sie sich selbst - und Ihrer Gesundheit - die Zeit, mal wieder wirklich Hunger zu bekommen. D.h. wirklich eine ganze Zeit lang nichts essen, bis Sie tatsächlichen, echten Hunger bekommen.

Das ist leider nichts, was man an einem Nachmittag lernen kann. Stattdessen sollten Sie es öfter mal ausprobieren. Ab und zu mal eine Zeit lang nichts essen und auf das Bauchgefühl hören, im wahrsten Sinne des Wortes.

Sie können zwei Fliegen mit einer Klappe schlagen, indem Sie einzelne Abnehmtage dazu benutzen. Ein großer Schritt auf dem Weg zum Ziel ist, die Abstände zwischen einzelnen Mahlzeiten zu vergrößern. Wir stopfen uns oft gedankenlos voll, einfach weil uns *gerade danach ist*. Das Nebenher-Essen lässt nicht nur das Gewicht außer Kontrolle geraten, sondern bringt auch wenig Freude.

Wenn Sie sich die Pausen gönnen, um ein bisschen Hunger zu bekommen, macht das Essen auch wieder mehr Spaß, da Sie es bewusster zu sich nehmen.

Um es pseudowissenschaftlich auszudrücken: Vorfreude verbessert das Verhältnis von Kalorien zu Glücksgefühl. Längere Pausen zwischen den Mahlzeiten bedeuten mehr Vorfreude, und mehr Vorfreude bedeutet mehr Glücksgefühl pro Kalorie.

Gönnen Sie sich die Vorfreude!

****

Hunger von Appetit unterscheiden können, ist eine Sache. Aber wie geht man nun mit dem Appetit um?

Zunächst einmal hilft auch hier, ein Essenstagebuch zu führen. Gerade am Abend, wenn die Arbeit getan ist und man sich in den Fernsehsessel sinken lässt, wird den Händen schnell langweilig und man neigt dazu, mit dem Futtern aus Langeweile anzufangen. Und dann ist es auch herrlich lästig, jeden zusätzlich verputzten Riegel einzeln ins Tagebuch einzutragen. Erst recht, wenn man dann gleich die Kaloriengrenze auf sich zu kommen sieht.

Bekennen Sie sich zu Ihrer Faulheit und ersparen es sich.

Doch dem Appetit logisch zu begegnen, ist leichter gesagt als getan. Einfacher ist es mit ein wenig Ablenkung.

Wenn es nur eine kurzzeitige Lust auf Essen ist, braucht es nicht viel, um sie zu überwinden. Wer kann, sollte sich angewöhnen, beim Aufkommen eines Hungergefühls nicht gleich zum Süßkram zu greifen. Stattdessen erst einmal fünf Minuten warten. Oft hat man bis dahin einfach vergessen, dass man eigentlich was essen wollte. Damit können Sie sich eine Menge Ausrutscher - und eine Menge Buchhaltung - ersparen.

Wenn Sie nicht gegen den Drang ankommen, den Bauch zu füllen, können Sie das erst einmal mit einem Glas Wasser tun. Wenn Sie ein Glas Wasser trinken, tun Sie Ihrem Körper eine Menge Gutes. Nicht nur das, es füllt auch den Bauch und überlistet so die eine oder andere Hunger-Attacke.

Auch Zähneputzen hilft, die Geschmacksnerven auf andere Gedanken zu bringen. Nicht zuletzt auch, da viele leckere Sachen danach einfach furchtbar schmecken.

Und gerade am Abend kann man sich auch hier die eigene Faulheit zunutze machen. *„Wenn ich jetzt doch noch was esse, muss ich mir schon wieder die Zähne putzen..."*

Wollen Sie dem Appetit ganz aus dem Weg gehen, müssen Sie sich (und Ihre Hände) anderweitig beschäftigen. Ob Sie Videospiele spielen, den Hund hinter den Ohren kraulen, etwas für die Enkel stricken oder gemeinsam eine Runde Mensch-Ärgere-Dich-Nicht spielen - alles, was beschäftigt, ist gut.

ERSETZEN STATT STREICHEN

Sich Essen zu verkneifen, ist nicht leicht. Wenn es leicht wäre, hätten Sie, werter Leser, jetzt nicht dieses Buch in der Hand. Etwas leichter ist, zu ersetzen, statt zu streichen.

Soll heißen: Wer sich dick machendes Essen nicht einfach verkneifen kann, kann es auch durch etwas ersetzen, das weniger dick macht.

Es klingt erst einmal wenig attraktiv. *„Anstatt etwas zu essen, das mir schmeckt, kann ich auch etwas essen, das mir nicht schmeckt!"*

Doch es muss nicht immer gleich die gegarte Weintraubenhaut mit Pinienkernen statt der Bolognese-Pizza mit extra Käse sein. Auch mit kleinen Schritten lassen sich erstaunlich viele Kalorien einsparen.

Fleisch hat zum Beispiel weniger Kalorien als Wurst. Ein Rindersteak schlägt mit etwa 150 Kalorien auf 100 Gramm zu Buche, während beispielsweise Salami mit 300 bis 400 Kalorien dabei ist. Bei der Herstellung von Würsten werden neben dem Fleisch nunmal auch weitere Zutaten beigemengt, die nicht nur vergleichsweise unappetitlich sind, sondern eben auch mehr Kalorien haben.

Wer also Mini-Salamis oder ähnliches als Snacks mag, könnte leicht Kalorien einsparen, indem er z.B. auf Beef Jerky umsteigt. Das hat nicht nur weniger Kalorien, sondern gibt auch den Kiefern länger etwas zu tun.

Es gibt viele Beispiele für kleinere Ersetzungen, die sich nach und nach zu großen Kalorienverlusten läppern können. Fettarme Milch statt Vollmilch, Nudeln mit Tomaten- statt mit Käsesauce , oder auch Sorbet oder Frozen Yogurt statt Eiscreme. Ein schöner Nachtisch ist z.B. Magerquark mit etwas Konfitüre. Der hat deutlich weniger Kalorien als Eiscreme und Co. und enthält eine Menge wichtiges Eiweiß, so dass man dem Körper sogar etwas Gutes tut.

Wer gerne Käse isst, sollte es mal mit Harzer Roller versuchen. Der hat wenig Kalorien, wenig Fett und besitzt so gut wie keine Laktose. Gleichzeitig ist er würzig und eignet sich gut zum Überbacken, z.B. von Gemüse.

Nicht einmal auf Fertigprodukte müssen Sie kategorisch verzichten, um Kalorien zu sparen. Wenn es eine Tiefkühlpizza sein soll, können Sie z.B. die Schinken-Pizza mit 750 Kalorien statt der Speciale mit 950 nehmen.

Was frustrierend schwer zu ersetzen ist, ist Öl. Das ist besonders tragisch, da alles, wo Öle involviert sind, irrwitzig kalorienreich ist.

Hier kann man oft nur versuchen, die Menge zu reduzieren. Fürs Braten gibt es Sprays, mit denen sich das Öl feiner dosieren lässt, doch auch da hängt der Erfolg natürlich vom Gebrauch ab.

Manche Sachen lassen im Ofen zubereiten, wie Pommes Frittes. Das geht ohne zusätzliches Fett vonstatten, so dass Sie nicht nur Kalorien sparen, sondern auch knusprigere Pommes bekommen.

Als Ersatz für ölige und fettige Salatsaucen gibt es ölfreie Saucen mit sehr viel weniger Kalorien. Die schmecken im Allgemeinen jedoch wie eingeschlafene Füße, so dass ein simpler Eisbergsalat schrecklich langweilig wird. Hier können Sie mit gemischten Salaten gegensteuern.

Besonders tückisch sind Light-Produkte. Mit diesen lassen sich durchaus Kalorien sparen, doch die Nebenwirkungen sind nicht immer leicht einzuschätzen. Darauf komme ich im Kapitel „Ein Wort zu Light-Getränken" näher zu sprechen.

Grundsätzlich lässt sich aber sagen: es gibt nichts geschenkt. Wenn von einem werbeträchtigen Stoff weniger enthalten ist, wie Fett oder Zucker, sagt das nichts über die restlichen Inhaltsstoffe aus. Viele Light-Eiscremes beispielsweise, die sich mit dem Prädikat „Weniger Fett" schmücken, enthalten mehr Kohlenhydrate als die regulären Varianten.

Dazu kommt natürlich, dass diese Sachen durch den großen „LIGHT"-Schriftzug so harmlos wirken, dass man sich damit noch mehr vollstopft. So nimmt man im Endeffekt mehr Kalorien zu sich, als wenn man einfach das leckere reguläre Produkt genommen hätte.

Wer Kalorien zählt, ist automatisch motiviert, nach günstigeren Alternativen Ausschau zu halten, und es ist viel schwerer, auf die Versprechungen der Light-Industrie hereinzufallen.

Die Empfehlung lautet also einmal mehr: Buch führen.

Selbst kochen

Es gibt eine Menge Gründe, die dagegen sprechen, sich sein Essen selbst zu kochen. Die beliebtesten sind „Ich kann's nicht" und „Da habe ich keine Lust drauf".

Noch mehr Gründe gibt es allerdings, die dafür sprechen. Und wenn Sie Ihr Gewicht unter Kontrolle bringen wollen, werden diese Gründe immer besser.

Zum Beispiel können Sie nur so kontrollieren, was Sie zu sich nehmen.

Natürlich können Sie selbst bestimmen, was für Süßigkeiten Sie essen. Was für Zutaten in diesen Süßigkeiten - und natürlich auch allen anderen Fertigprodukten - stecken, ist jedoch eine ganz andere Frage. Oder weiß irgendjemand, was sich hinter der Typenbezeichnung E 904 verbirgt?*[1] Es hat einen Grund, dass diese Dinge nicht offen in die Zutatenliste geschrieben werden.

Auch die allseits beliebten Geschmacksverstärker sind gefährlich, denn sie fördern nicht nur den Geschmack, sondern auch den Appetit.

Sie müssen ja nicht gleich alles selbst machen. Wenn Sie eine Lasagne machen, müssen Sie nicht unbedingt die Teigplatten selber backen. Auch bei der Béchamelsauce können Sie erst einmal mit gekaufter arbeiten, dann ist das Ganze wirklich nicht mehr viel Arbeit.

Je weiter Sie sich aber in die einzelnen Zutaten vorwagen, je mehr Sie wirklich selber machen, desto leichter wird es, sich gesund zu ernähren, ohne auf guten Geschmack zu verzichten.

Tiefgekühltes Gemüse kann dabei eine Menge Arbeit sparen. Zudem ist es besser als sein Ruf. Beim Einfrieren gehen zwar Vitamine verloren, doch wenn es auf dem Markt einen halben Tag in der Sonne liegt, oder auch in der Auslage des Supermarkts vor sich hin trocknet, ist es früher oder später weniger frisch als das tiefgekühlte.

Zudem lässt sich tiefgefrorenes Gemüse leicht portionieren, so dass man nicht immer gleich ein Kilo Möhren kaufen (und schleppen) muss, wenn man für ein Rezept nur 200 Gramm braucht.

Das Kochen hat im Vergleich zum Aufwärmen von Fertigprodukten noch einen ganz anderen Vorteil: es dauert länger.

Was erst einmal wie ein Nachteil klingt, kann gerade für diejenigen von uns, die ihren Heißhunger nicht unter Kontrolle haben, ein Problemlöser sein. Denn manchmal reicht es für den Seelenfrieden schon, sich mit dem Essen zu beschäftigen. Und wenn Sie selbst kochen, können Sie den halben Tag mit Essen hantieren, ohne dabei allzu viel zu essen[*2].

Wer sein Essen regelmäßig selbst zubereitet, hat es auch

viel leichter, mehr Vielfalt in seinen Ess-Alltag zu bringen. Wenn man sich von Fertigprodukten ernährt, ist es nur allzu leicht, in einen gewissen Trott zu verfallen. Nach und nach gewöhnt man sich seinen Rhythmus an und isst wieder und wieder dieselben Sachen. So richtig spannend ist das natürlich nie, aber immer irgendwie gut genug. Wenn es langweilig wird, probiert man mal andere Sachen von den bewährten Firmen, doch die schmecken meistens auch alle ähnlich.

Rezepte zum Selbermachen gibt es praktisch unendlich viele, und wenn Sie sowieso immer wieder Zutaten kaufen gehen, macht es keine zusätzliche Mühe, einfach mal andere Sachen einzukaufen. Dann ist es ein leichtes, ein bisschen Abwechslung zu schaffen.

Wie immer gilt auch hier: Sie müssen nicht gleich alles komplett umstellen.

Mein Tipp wäre, regelmäßig etwas selbst kochen, um aus dem Trott auszubrechen. Vielleicht einmal im Monat, vielleicht einmal die Woche, vielleicht alle drei Tage, je nachdem, was Sie sich zutrauen.

Für den Anfang macht es sogar Sinn, bei bekannten Speisen zu bleiben. Vielleicht einfach mal eine Pizza selbst machen und den Geschmack mit der Tiefkühlware vergleichen.

Nach und nach würde ich jedoch empfehlen, zu experimentieren. Es ist völlig okay und sogar ratsam, mit simplen Rezepten anzufangen, um sich nicht gleich zu überfordern und dann die Lust zu verlieren. Doch wenn Sie merken, dass Sie Ihrer eigenen Küche Herr werden, macht es Sinn, Neues auszuprobieren.

Vielleicht etwas Kurioses aus dem Ausland, eine

Feinschmeckerei, an die Sie sich noch nie herangewagt haben, oder einfach mal in Kochbüchern oder auf Rezepteseiten im Internet wühlen. Es findet sich immer etwas Interessantes, das man noch nie gegessen hat.

Das schmeckt nicht nur besser und ist gesünder. Ein Bewusstsein für die Nahrungsmittel zu entwickeln, hilft auch dabei, das Bewusstsein für das Essen an sich wiederzufinden. Es kann helfen, den Fokus zu verschieben und das Essen von einer Sucht wieder zu einem Hobby zu machen.

---

[1] In diesem Fall lautet die Antwort „Schellack", das manche Leser von alten Schallplatten kennen und das heute als Überzugsmittel für Schoko- oder Kaugummidragèes oder auch für dunkle Schokolade benutzt wird.

Gewonnen wird Schellack aus Ausscheidungen von Pflanzenläusen.

[2] Selbst Kochen hat sozusagen den umgekehrten Effekt von Kochsendungen im Fernsehen. Da sieht man anderen Leuten dabei zu, wie sie mit Essen hantieren, während man selbst zuhause sitzt und die Hände zum Knabbern frei hat.

Wasser

Wasser ist ein wahres Wundermittel, wenn es ums Abnehmen geht.

Es löscht den Durst und erfrischt, es entgiftet den Körper, es reinigt und entspannt die Geschmacksknospen und füllt den Magen.

Wenn Sie gewohnheitsmäßig kalorienreiche Getränke wie Cola oder Limo trinken, können Sie sich freuen. Denn wenn Sie es schaffen, von da auf Wasser umzusatteln, können Sie mit wenig Aufwand einen großen Schritt hin zum Wunschgewicht gehen.

Ein Liter Cola schlägt mit 420 Kalorien zu Buche, ein Liter Limo mit immerhin 380.

Ein Liter Wasser: 0^{*1}.

Wasser dient daher wunderbar, um den Bauch zu füllen. Oft hilft allein das Gefühl, einen vollen Magen zu haben, gegen Hungerattacken. Und anders als viele andere Getränke regt Wasser nicht den Appetit an, so dass Sie den

Füll-Effekt sozusagen gratis bekommen.

Wasser bringt noch andere Vorteile als nur eingesparte Kalorien. Denn es spült auch die Geschmacksknospen frei und öffnet die Tür für Speisen, die nicht nach Salz oder Zucker schmecken.

Süße und salzige Speisen hinterlassen einen so starken Eindruck auf der Zunge, dass andere Sachen vergleichsweise uninteressant wirken. *„Wenn es nicht kribbelt, macht es keinen Spaß."*

Dieser Effekt ist zu einem großen Teil daran Schuld, dass es so schwer ist, sich gesundes Essen anzugewöhnen. Essen soll ja Freude bereiten, Spaß machen, nicht langweilen.

Doch das ist natürlich ein Teufelskreis. Je mehr süße und salzige Sachen man isst, desto mehr gewöhnt sich der Gaumen an das Kribbeln. Also isst man weiter Süßes und Salziges, bis irgendwann nichts anderes mehr schmeckt.

Wasser hilft, aus diesem Teufelskreis auszubrechen, denn wenn die Geschmacksknospen sich nach und nach entspannen, schmecken auch weniger spektakuläre Speisen wieder besser. Und wenn man wieder feinere Geschmacksnoten wahrnimmt, ist es leichter, sich die Dauerbeschallung der Geschmacksnerven abzugewöhnen.

Sprich, wenn nach und nach leichtere und gesündere Sachen wieder anfangen, zu schmecken, ist es viel leichter, sich besser zu ernähren.

Leichter gesagt als getan, mag manch einer anmerken. *„Sich Cola und Limo abzugewöhnen, ist so schwer, wie mit dem Rauchen aufzuhören!"*

Auch wenn man sich der vielen guten Eigenschaften des Wassers bewusst ist, ist es keine reizvolle Vorstellung, die geliebten Zuckerbomben für immer aufzugeben. Doch glücklicherweise ist Wasser, wie so vieles andere auch, Gewöhnungssache.

Wasser kann man mögen lernen. Das erfordert keine große Anstrengung, nur ein wenig Zeit.

Auch wenn man es als Zuckertrinker kaum glauben mag: nicht jedes Wasser schmeckt gleich. Manche Sorten schmecken süßer, andere herber, und nicht jeder Wassertrinker mag jedes Wasser. Manche bevorzugen stilles Wasser, andere kriegen Wasser ohne Mengen an Kohlensäure kaum runter.

Somit lautet der Tipp des Tages: Verschiedene Sorten ausprobieren.

Zum Einstieg können Sie ja mal einen zeitlich begrenzten Versuch starten. Eine Woche lang, oder besser einen Monat, wenn Sie es durchhalten, Wasser trinken. Keine Cola, kein Bitter Lemon, kein Radler. Jeder Durst wird mit Wasser gelöscht.

Schaffen Sie es, sich durch die ersten Tage zu kämpfen, wird es einfacher. Mit ein bisschen Gewöhnung tritt der Nachteil des Wassers - der vergleichsweise langweilige Geschmack - in den Hintergrund, und es wird leichter, die Vorteile zu genießen. Vor allem nach dem Sport ist Wasser 100% Erfrischung. Je durstiger man ist, desto angenehmer ist Wasser im Vergleich zu den klebrigen Sirupgetränken.

Wenn Sie merken, dass der grundsätzliche Widerstand gegen das Wassertrinken nachlässt, können Sie sich auch durch die verschiedenen Sorten testen.

Um die Gewöhnung leichter zu machen, können Sie

mit Sprudelwasser anfangen. Das gibt es mit mehr oder mit weniger Kohlensäure, und einige Sorten kribbeln sogar deutlich mehr als Cola & Co. Die meisten Firmen bieten ihre Sprudelwasser in verschiedenen Stärken an, so dass Sie sich die Kohlensäure auch schrittweise abgewöhnen können, wenn Sie möchten.

Wasser mit Kohlensäure ist wohlgemerkt nichts schlechtes, doch stilles Wasser lässt sich (z.B. nach dem Sport) leichter in größeren Mengen trinken, ohne dass der Magen rebelliert. Aber auch hier reagiert nicht jeder Mensch gleich. Wenn Sie Sprudelwasser lieber mögen und damit gut zurecht kommen, brauchen Sie sich nicht zu stillem Wasser zu zwingen.

Wenn's auch mit Kohlensäure nicht schmeckt, einfach eine andere Marke versuchen. Viele Sorten gibt es in kleinen Kästen a sechs Flaschen, da muss man sich nicht schon beim Schleppen überwinden.

In vielen Gegenden ist sogar das Leitungswasser gut genug, um ungefiltert getrunken zu werden. Dann spart der Wechsel zum Wasser auch noch richtig Geld. Der Nachteil ist, dass man - wenn man's denn mag - die Kohlensäure selbst beisteuern muss. Dazu muss man einen Trinkwassersprudler anschaffen, der meist für um die 50 Euro zu haben ist. Das Geld haben Sie zwar im Vergleich zum ständigen Sprudelwasserkaufen bald wieder raus, doch natürlich lohnt sich eine solche Anschaffung nur, wenn Sie auch beim Wassertrinken bleiben.

Wasser hat vielerlei gesundheitliche Vorteile, auch über das Abnehmen hinaus.

Es hilft, Gifte aus dem Körper zu spülen, denn Nieren und Leber können nur ordentlich arbeiten, wenn genug

Wasser zur Verfügung steht.

Eine ausreichende Hydrierung hilft auch bei der Verdauung. Man muss nicht unbedingt ein Pfund Thunfisch oder ein Backblech an Vollkornmuffins essen, um sich vorstellen zu können, was am nächsten Tag los ist, wenn man zu wenig trinkt.

Eine gute Möglichkeit, sich das Wassertrinken anzugewöhnen, ist, sich die eigene Faulheit zunutze zu machen. Überall, wo Sie viel Zeit verbringen, platzieren Sie Wasserflaschen. Am Schreibtisch, neben dem Bett, im Auto, am Sofa, in der Küche, überall stellen Sie Wasser in Reichweite.

Wenn der Durst sich dann meldet, müssen Sie nur den Arm ausstrecken, um etwas zu trinken - die Hemmschwelle, Wasser zu trinken, sinkt.

Gelenke, Haut, Muskeln... Der gesamte Körper profitiert von ausreichender Hydrierung. Daher ist natürlich auch die Menge wichtig. 1,5 Liter Wasser am Tag sollte man mindestens trinken, 2 Liter sind noch besser.

Wenn es leichter ist, gesundes Wasser zu trinken, als aufzustehen und ungesunde Cola zu holen, sparen Sie also nicht nur Kalorien, sondern tun auch was für Ihren gesamten Körper. Anders als bei Cola, Limo oder Alkohol brauchen Sie sich auch keine Gedanken zu machen, es könne zu viel werden. Überflüssiges Wasser wird einfach wieder ausgeschieden.

Ob Sie es schrittweise angehen oder von heute auf morgen komplett umstellen, der Wechsel von Süßgetränken auf Wasser bringt spürbare Lebensqualität. Wasser erleichtert das Abnehmen und hilft dem Körper auf viele verschiedene Art und Weise.

Und all das ohne Chemie, ohne Zucker, ohne Fett, ohne Kalorien, ohne schlechtes Gewissen.

---

[1] Ich rede hier von echtem Wasser. Sogenannte „Vitaminwasser" gehören zu den Zuckergetränken.
Mein Rat: Finger weg!

FIT IM ALLTAG

Wie bei der Ernährung gibt es auch in Sachen Bewegung viele Möglichkeiten, sich zu verbessern, ohne radikal das ganze Leben umstellen zu müssen. Mit kleinen, schrittweisen Änderungen können Sie schon eine Menge erreichen.

Eine der bequemsten Arten, Kalorien zu verlieren, ist Gehen. Das müssen gar keine ausgedehnten Ausflüge sein; der Alltag ist voll von Gelegenheiten, sich mehr zu bewegen:

- Treppensteigen.

Für diejenigen Leser, die nicht im Erdgeschoss wohnen, ergibt sich dieser Tipp ganz von selbst: öfter mal die Treppe benutzen.

Für den Anfang reicht es, die Treppe auf dem Weg nach unten zu nehmen. Da kommt man nicht ganz so ins Keuchen, verbrennt auf Dauer aber schon einige Kalorien. Je nachdem, wie fit Sie sind und wie hoch Sie wohnen, können Sie den Weg nach oben ja etappenweise angehen. D.h., Sie gehen erst einige Stockwerke zu Fuß und fahren den Rest mit dem Aufzug. Nach und nach steigen Sie dann mehr und mehr Stockwerke zu Fuß.

- Supermarkt & Co.

Eltern mit vier Kindern, die jeden zweiten Tag eine Kofferraumladung einkaufen, dürfen diesen Tipp gerne überspringen.

Wer mit kleineren Einkäufen auskommt, sollte dem Zu-Fuß-Gehen eine Chance geben. Das bringt die Durchblutung in Gang, verbrennt Kalorien und spart obendrein Benzin.

Wenn Sie nicht so viel tragen können, wie Sie gewohnterweise mit dem Auto transportieren, müssen Sie eben öfter einkaufen gehen. Dann verbrauchen Sie *noch* mehr Kalorien und bekommen obendrein mehr frische Luft.

- Telefonieren

Es muss nicht immer ein richtiger Fußmarsch sein. Auch kleinere Wegstrecken können sich läppern. Im Zeitalter der schnurlosen Telefone lässt sich z.B. die Zeit, in der man telefoniert, ohne große Anstrengung sinnvoll nutzen. Aufstehen und ein wenig auf- und abgehen, das hält auch den Kreislauf in Gang und damit den Kopf wach.

- Den Heimtrainer vom Speicher holen

Wie viele von uns haben irgendwann einmal in einem Anfall von Ambition ein teures Trainingsgerät gekauft und nach einem erfolgreichen Kampf gegen das schlechte Gewissen zum Staubkollektor umfunktioniert?

Steht das Trainingsgerät im Keller oder auf dem Speicher, ist es leicht, sich darum zu drücken - aus den Augen, aus dem Sinn. Stellen Sie den Heimtrainer aber in ständiger Reichweite auf, kostet es nicht mehr viel Überwindung, hier und da eine kurze Runde darauf einzulegen. Dann kommt nicht mehr jede Einheit einem seltenen Großereignis gleich, das Sie sorgfältig in seinen Tagesplan einbauen müssen.

Also: Entstauben und mit Blick zum Fernseher aufstellen.

Heimtrainer, Crosstrainer und wie sie alle heißen, bieten prinzipiell sehr angenehme Möglichkeiten, um Kalorien loszuwerden und Fitness aufzubauen. Das Problem ist einfach, dass es sehr langweilig ist, eine längere Zeit am Stück auf der Stelle zu strampeln. Wenn Sie sich dabei etwas Unterhaltsames anschauen, vergeht die Zeit jedoch wie im Flug und ehe Sie es sich versehen, haben Sie mehrere hundert Kalorien verbrannt.

Ob Sie Ihren Kreislauf in Gang bringen wollen, langfristig an Ihrer Fitness arbeiten, oder einfach Ihr Kalorienlimit für den Tag erreicht haben und dann doch noch vom Hunger gepackt werden, steigen Sie auf das Gerät. Damit können Sie sich einige Kalorien dazuverdienen und überbrücken auch etwas Zeit, im Laufe derer der Appetit vielleicht wieder vergeht[*1].

Ob Sie einen Heimtrainer besitzen oder nicht, im 12. Stock wohnen oder ebenerdig: Gelegenheiten, sich mehr zu bewegen, gibt es immer.

Wer keinen Heimtrainer besitzt und keinen Anlass findet, um die Beine zu bewegen, dem sei das nächste Kapitel ans Herz gelegt: „Spazierengehen".

---

[1] Wenn es um Ablenkung vom Essen geht, ist ein

Crosstrainer besser als ein Fahrrad-Heimtrainer. Ein Crosstrainer beschäftigt auch die Hände, daher ist es schwerer, sich selbst eins auszuwischen und während des Trainings zu futtern.

Spazierengehen

Natürlich können Sie nicht nur auf dem Weg zum Supermarkt oder zur Post Schritte sammeln, um Kalorien zu verbrennen.

Sie können auch einfach gehen, um zu gehen.

Spazierengehen verbrennt im Vergleich zu Jogging, Krafttraining und den meisten anderen Sportarten weniger Kalorien, dafür schont es die Gelenke, und man hält es länger durch.

Wenn Sie an einem Tag über Ihrem Kalorienziel landen, können Sie mit einem ausgedehnten Spaziergang ein paar hundert Kalorien ausgleichen, ohne allzu sehr ins Schwitzen zu geraten.

Es ist auch nicht nur zum Abnehmen gut geeignet.

Wer mit Stress zu kämpfen hat, kann sich beim Spaziergehen einfach entspannen. Es ist eine simple Möglichkeit, um nach einem anstrengenden Tag abzuschalten oder sich auch zwischendurch eine Auszeit zu nehmen. Sie können Ihren iPod mitnehmen und Musik oder - mein Favorit - Hörbücher anhören, die Natur genießen und in aller Ruhe auf andere Gedanken kommen.

So gesehen fungiert auch ein Hund als Fitnessgerät, das seinen Besitzer animiert, drei mal am Tag spazieren zu gehen (und das bei ordentlicher Behandlung stolze 12 bis 15 Jahre lang hält).

Es zwingt den Besitzer sogar zu seinem Glück, denn im Gegensatz zu einem Crosstrainer kann man einen Hund nicht einfach zum Kleiderständer umfunktionieren, wenn man keine Lust mehr hat. Aufhören ist keine Option.

Wer es etwas aktiver möchte, kann sich z.B. an Geocaching versuchen, einer Art soziale Schatzsuche, deren Teilnehmer überall auf der Welt sogenannte „Caches" verstecken, d.h. Behälter mit kleinen Andenken und Logbüchern, in denen sich der stolze Finder verewigen kann. Golddublonen gibt es leider keine, doch wer nach einer Ausrede für mehr Ausflüge in die Natur sucht, wird hier fündig.

Es gibt viele Gründe, einen Fuß vor den anderen zu setzen. Sie lassen sich einfach zusammenfassen: Spazierengehen macht glücklich.

SCHRITTZÄHLER

Wer bereit und in der Lage ist, das Geld auszugeben, sollte darüber nachdenken, sich einen Schrittzähler anzuschaffen.
Die werden nicht nur immer zuverlässiger, sondern auch immer preiswerter. Sogar in einigen Smartphones sind schon welche eingebaut, und dieser Trend dürfte sich in den kommenden Jahren massiv verstärken.

Schrittzähler sind eine überaus bequeme Art, um die eigenen Bewegungsgewohnheiten zu protokollieren. Soll heißen, Schrittzähler führen uns vor Augen, wie viel - oder wenig - wir uns Tag für Tag bewegen.

Gesundheitsorganisationen auf der ganzen Welt empfehlen, 10.000 Schritte am Tag zu gehen. Das ist natürlich keine magische, in Stein gehauene Schwelle, die kategorisch den Unterschied zwischen Dick und Dünn sein ausmacht. Es ist ein willkürlich gesetzter Wert, der gut klingt, aber es ist auch ein sinnvoller. Denn die allermeisten von uns müssen sich aufraffen und die eine oder andere Gewohnheit ändern, um Tag für Tag auf diese Zahl zu kommen.

Und wer seine Gewohnheiten ändert, um sich mehr zu bewegen, ist auf dem Weg zum Idealgewicht ein ordentliches Stück weiter.

Hier soll es aber nicht um eine bestimmte, vorgeschriebene Zahl von Schritten gehen, sondern um Motivation. Und Schrittzähler sind hervorragende Mittel, uns dazu antreiben, uns *noch ein bisschen mehr* zu bewegen.

Vielleicht stehen Sie gegen Abend kurz davor, Ihr Tagesziel zu erreichen. Dann gehen Sie noch ein paar Meter und können sich mit dem Gefühl ins Bett legen, etwas geschafft zu haben.

Oder Sie sehen ihrem eigenen Tagesrekord in Reichweite und machen noch ein paar Schritte, um ihn zu knacken.

Manche Anbieter verleihen auch virtuelle Medaillen für das Erreichen bestimmter Ziele, z.B. 5.000 Schritte oder 5 Kilometer zurückgelegte Wegstrecke an einem Tag. Es macht einfach Spaß, diese kleinen Urkunden zu erhalten, die zeigen, dass man auf dem richtigen Weg ist.

Schrittzähler motivieren auch, kleinere Strecken zu Fuß zu gehen, statt wie gewohnt das Auto zu nehmen.

Wenn man für Kleinigkeiten zum nahegelegenen Supermarkt muss, war es natürlich schon immer eine gute Sache, zu Fuß zu gehen. Man denkt sich, „Och, ich sollte eigentlich mal wieder zu Fuß gehen, aber mit dem Auto ist es so viel bequemer, *das eine Mal ist es doch egal*."

Und wenn man das nächste Mal zum Supermarkt muss, ist wieder *das eine Mal doch egal*.

Mit einem Schrittzähler ist es nicht egal, denn der belohnt seine Benutzer sofort. Wenn Sie sich aufraffen und eben doch zu Fuß gehen, werden Sie für jeden einzelnen Schritt belohnt, den Sie tun: mit dem schönen Gefühl, den Zielen näher zu kommen, die Sie sich gesetzt haben. Zu Fuß zu gehen, ist eine der einfachsten Methoden, die es gibt, um dieses Erfolgsgefühl zu erreichen.

Es müssen ja nicht unbedingt 10.000 sein. Wer partout nicht so viele schafft, fängt eben mit weniger an. Steigern können Sie sich ja immer noch - auch das ist immerhin ein schönes Gefühl und gut für die Motivation.

Versuchen sollte man es aber - es ist erstaunlich, wie schnell tausend Schritte zusammenkommen, wenn man auch kurze Wege gewohnheitsmäßig zu Fuß geht.

LERNEN SIE, ESSEN WEGZUWERFEN

Was tun, wenn der Bauch voll ist, der Teller aber noch nicht leer?

„Es wird gegessen, was auf den Teller kommt! Was sollen denn die Kinder in der dritten Welt sagen? Die würden sich wünschen, so viel zu essen zu haben!"

Nach dem Krieg war das Essen knapp. Wer etwas hatte, sollte es auch tunlichst aufessen, denn niemand wusste, ob es morgen wieder was gibt.

Es ist nicht verwunderlich, dass die Nachkriegsgeneration diesen Eindruck an ihre Kinder weitergab, und auch heute noch ist es für viele Leute eine Todsünde, Essen verkommen zu lassen.

Daher könnte der nächste Tip für einige Leser schwer zu verdauen sein: Lernen Sie, Essen wegzuwerfen.

Betrachten wir das Ganze einmal nüchtern. Nehmen wir an, Sie haben Ihren Teller zu zwei Dritteln leer gegessen und fühlen sich satt. Der Kühlschrank ist schon bis zum

Rand mit Tupperdosen vollgestellt, und der Hund hat auch schon einen Napf leergemacht.

Die Tradition verlangt nun, dass Sie Ihren Teller leer essen. Denn Essen wegzuwerfen ist böse.

Doch ganz ehrlich, was bringt das? Wer hat etwas davon, wenn Sie sich über den Hunger hinaus vollstopfen? Die Nahrungsmittelknappheit der Nachkriegszeit ist seit Jahrzehnten vorbei, und auch die oft beschworenen Kinder in der dritten Welt haben nichts davon, wenn sich auf einem anderen Kontinent jemand den Magen verdirbt.

Wie wäre es mit folgender Alternative: Den Rest wegwerfen und beim nächsten Mal einfach weniger machen.

Das ist natürlich etwas, das man lernen muss.

Bei der Zubereitung erfordert es eine gewisse Umgewöhnung, kleinere Mengen anzupeilen. Eine deutlich größere erfordert es beim Essen selbst. Hier müssen Sie lernen, auf Ihren Bauch zu hören und auf das Völlegefühl zu vertrauen, statt sich einzureden, Sie hätten noch Hunger. *„Der Teller ist ja noch halb voll, also hab ich bestimmt noch irgendwie Hunger..."*

Das gilt natürlich doppelt, wenn es sich um ungesundes Essen handelt.

Es ist eine Sache, sich dazu zu zwingen, sein Gemüse aufzuessen - auch wenn man Diät macht, ist es wichtig, seinen Körper mit den nötigen Nährstoffen zu versorgen.

Doch sich - oder auch seine Kinder - dazu zu zwingen, die fettigen Pommes oder das letzte Stück Pizza aufzuessen, ist eine ganz andere.

Hier sollten Sie versuchen, umzudenken und sich auf die positiven Aspekte zu konzentrieren.

Nicht an das verschwendete Geld denken, wenn noch was auf dem Teller bleibt. Es spart kein Geld, sich vollzustopfen! Geld spart nur, beim nächsten Mal weniger zu machen.

Nicht nur über das gesparte Geld beim nächsten Einkauf können Sie sich freuen, sondern vor allem darüber, dass Ihr eigener Körper mithilft, abzunehmen. Es ist doch schön, wenn die Alarmsignale funktionieren und uns wissen lassen, dass es jetzt reicht. Dann müssen wir nur noch auf sie hören.

SCHOKOLADE & KUCHEN

Ah, Schokolade. Heilmittel gegen schlechte Laune, Spender schneller Energie und Versüßer aller Lebenslagen. Eine Diät, die den Verzicht auf Schokolade verlangt, ist von Anfang an zum Scheitern verurteilt.

Der Körper braucht eine Menge Nährstoffe, die man auch beim Abnehmen nicht außer Acht lassen darf. Aber auch die Seele braucht manchmal Nahrung, und da sind Schokolade und Kuchen zwei der nahrhaftesten Nahrungsmittel, die es gibt.

Das Ziel kann also nicht sein, Schokolade und Kuchen aus dem Alltag zu verbannen. Das Ziel muss vielmehr sein, den Verzehr im Rahmen zu halten.

Das Standardformat von Schokoladentafeln ist 100 Gramm. Das ergibt eine handliche Größe, für die immer genug Platz im Einkaufswagen ist, und es passt ein schön großes Firmenlogo drauf, das die schlanken, glücklich grinsenden Menschen in der Werbung wirksam in die Kamera halten können.

Für die Hersteller macht das Format also Sinn, doch wenn es ans Essen geht, braucht man nicht immer eine ganze 100-Gramm-Tafel, um die Schokolust zu befriedigen. Manchmal tut es auch ein Drittel der Tafel, oder die Hälfte.

Aber was dann? Was, wenn man eigentlich genug gegessen hat, aber noch ein Teil übrig ist? Man ist sich vielleicht bewusst, dass es langsam reicht, aber jetzt liegt die Schokolade da und flüstert leise, *„Iss mich, iss mich. Du willst es doch auch..."*

Was soll man denn tun? Sie *nicht* essen?
Ein grotesker Gedanke.

Die einfache Lösung: Kleinere Tafeln kaufen.

Schokolade gibt es in vielerlei Größen, von einzelnen, kleinen Riegeln, bis hin zu regelrechten Monstern von mehreren Kilogramm.

Hier muss jeder das für sich passende Format finden.

Mir persönlich sind z.B. einzelne Riegel zu klein. Das heißt, ein einzelner Riegel reicht so gut wie nie aus, um meinen Hunger auf Schokolade zu stillen. Also esse ich noch einen, und wenn ich dann schonmal dabei bin, noch einen.

Und wenn der Damm erst einmal gebrochen ist, dauert es nie lange, bis ich so viele Riegel verputzt habe, dass ich auch gleich eine 100-Gramm-Tafel hätte aufmachen können.

Mein persönlicher Favorit sind 40-Gramm-Tafeln. Da reicht oft eine aus, und wenn mich der Heißhunger etwas heftiger packt, kann ich noch eine zweite aufmachen, ohne ein schlechtes Gewissen zu bekommen.

Das bringt mich noch zu einem ganz anderen Vorteil der kleinen Tafeln. Denn mit denen kann man auch zwei verschiedene Sorten essen, wenn man möchte. Selbst dann hat man immer noch weniger Kalorien zu sich genommen, als mit einer 100-Gramm-Tafel.

Insofern eine Empfehlung, der die meisten Leser sicher nur allzu gerne folgen werden: Einfach mal verschiedene Größen testen. Nach einigen Versuchen kristallisiert sich bestimmt eine ideale Größe heraus.

Bei Kuchen gibt es zwei leichte Wege, um den Verbrauch im Zaum zu halten.

Zum einen kann man auch hier die Mengen klein halten. Wenn Sie Ihren Kuchen aus einer Konditorei beziehen, kaufen Sie eben weniger Stücke als gewohnt. Wenn Sie weniger Kuchen im Haus haben, können Sie auch weniger essen.

Nicht ganz so lecker, dafür sehr viel leichter zu beherrschen, sind Tiefkühlkuchen. Diese gibt es sowohl in Form ganzer Torten, als auch portionierbar, als einzelne Stücke. Damit ist es einfach, den Kuchenkonsum einzugrenzen - man holt immer nur ein einzelnes Stück aus dem Gefrierfach. Ein tiefgefrorenes Stück Kuchen hat gegenüber der frischen Torte zwei Vorteile. Es füllt nicht das ganze Haus mit unwiderstehlichem Kuchenduft, und es braucht einige Zeit, um aufzutauen. Dadurch kann man zwangsläufig nur alle paar Stunden ein Stück essen, während eine duftende Torte eine Menge Selbstbeherrschung verlangt.

Nicht nur beim Kuchen ist die Menge, die man im Haus hat, ein Faktor.

Man sagt, man soll nicht mit leerem Magen einkaufen gehen, denn dann kauft man schnell mehr Schoki & Co., als man eigentlich vorhatte. Nach der gleichen Logik sollte man zuhause nicht zu viele Süßigkeiten und Knabbereien lagern, denn was man nicht im Haus hat, kann man auch nicht auf einen Impuls hin in sich hineinstopfen.

Wenn Sie ein bisschen Übung haben und Ihren Hunger, und damit Ihre Kalorien, unter Kontrolle bekommen, können Sie Schokolade auch in verschiedenen Größen lagern, ohne dass Sie Gefahr laufen, bei einer Heißhungerattacke über die Stränge zu schlagen.

Bis es so weit ist, sollten Sie es sich nicht zu schwer machen. Wenn es um den Vorrat an Süßigkeiten geht, ist weniger mehr.

Kaugummis

Manchmal geht es einfach nur darum, Zeit zu überbrücken.

Wenn man gewohnt ist, oft und viel zu essen, wird den Kiefern schnell langweilig, und man stopft sich mit Essen voll, um sie zu beschäftigen. Doppelt fatal ist hierbei, dass die Sachen, nach denen man aus Langeweile greift, oft Knabberkram oder Süßigkeiten sind. Die haben nicht nur viele Kalorien, sondern sind auch schnell verputzt.

Wer sich dabei ertappt, etwas essen zu wollen, ohne wirklich Hunger zu haben, sollte Kaugummis mal eine Chance geben. Die haben relativ wenig Kalorien und beschäftigen den Kiefer eine ganze Weile lang.

Besonders nach dem Essen helfen Kaugummis nicht nur, den Appetit auf Nachtisch zu stillen, sie helfen auch, die Zähne zu reinigen*[1].

Wie immer gilt natürlich auch hier: zu viel ist ungesund (logisch, sonst wäre es ja nicht *zu viel*). Kaugummis regen den Magen dazu an, Magensäure zu produzieren, was auf lange Sicht die Magenschleimhaut angreifen kann. Doch als Unterstützung beim Abnehmen sind Kaugummis oft eine Hilfe.

Zuckerfreie Kaugummis überbrücken nicht nur Zeit, die man sonst mit Essen zubringen würde. Das Kauen hilft auch gegen Stress - wer versucht, mit dem Rauchen aufzuhören, weiß, wovon ich rede. Und Stress ist etwas, das leicht zum Vollstopfen verleitet. Wie viele Kalorien Sie sparen, wenn Sie bei einem Stressanfall zum zuckerfreien Kaugummi greifen anstatt zur Tüte Chips, können Sie sich leicht ausrechnen.

Darüber hinaus verbraucht natürlich auch das Kauen selbst eine Handvoll Kalorien.

Aufpassen muss man mit zuckerhaltigen Kaugummis. Der süße Geschmack regt den Appetit an, und das kann diese Vorteile schnell ins Gegenteil umkehren.

Zuckerfreie Kaugummis sind nicht Jedermanns Geschmack, aber die möglichen Vorteile sind den Versuch wert, sich daran zu gewöhnen.

---

[1] Die Zungen- und Kieferbewegungen sorgen für eine mechanische Reinigung, zudem regen Kaugummis den Speichelfluss an. Das hilft, Essensreste aus dem Mund zu spülen und neutralisiert Säuren, die die Zähne angreifen können.

GRUNDLEGENDES FÜR HÄRTEFÄLLE

Wenn man erst einmal einen gewissen Umfang erreicht hat, ist es schwer, die Motivation zu finden, überhaupt mit dem Abnehmen anzufangen.
„Ich habe so viel Übergewicht und habe schon so oft versucht, es loszuwerden, das bringt doch alles gar nichts."
Verständlich.

Große Mengen Übergewicht zu verlieren, ist ein Marathon, und genau wie einen Marathon müssen Sie es auch angehen.
Wenn Sie sich nur auf das weit entfernte Endziel - 42 Kilometer an einem Stück laufen - konzentrieren, ist es schwierig, motiviert zu bleiben. Denn so sehr Sie sich auch anstrengen, das Ziel scheint einfach nicht näher zu kommen.

Wie beim Marathontraining auch, gilt es, sich erreichbare Ziele zu setzen. Nicht versuchen, 100 Kilo auf einmal abzunehmen. Erst einmal versuchen, 10 Kilo abzunehmen. Das ist alles. Alle anderen Zahlen werden erst einmal aus dem Kopf verbannt.

Ist dieses Ziel erreicht, können Sie die nächsten 10 Kilo angehen.

Doch wie nimmt man ab, wenn bei jedem Schritt die Glieder schmerzen?

Etwas, das jeder Abnehmwillige tun kann, ist weniger essen. Egal, was der innere Schweinehund sagt, das geht immer*[1]. Und seltener zum Kühlschrank zu gehen, schont auch noch die Gelenke.

Doch Sport treiben wird ab einem gewissen Gewicht schwierig bis unmöglich. Wenn die Knie den Körper nicht mehr tragen, ist Joggen - oder auch längeres Spazierengehen - keine Option mehr.

Die Konzentration beim Abnehmen muss dann logischerweise auf der Reduzierung der Kalorien liegen. Doch auch, was Sport angeht, ist noch nicht aller Tage Abend. Denn alles, was anstrengt, ist Sport.
Wir lassen uns in so vieler Hinsicht von den Medien unsere Sicht der Dinge diktieren, darunter fällt natürlich auch der Sport. Wer „Sport" hört, denkt an Profi-Fußballer, an schlanke Frauen auf Laufbändern, an uniformierte Football-Spieler, die sich für Millionengagen gegenseitig die Köpfe einschlagen.

In Wahrheit ist alles, was anstrengt, Sport.
Für einen Hochleistungssportler zählt ein gejoggter Kilometer kaum als sportliche Bestätigung. Wer gerade aus einem langen Koma erwacht ist und jetzt wieder seine atrophierten Muskeln in Gang bringen muss, für den ist der

Gang zur Toilette eine athletische Höchstleistung. Selbst mentale Anstrengungen sind sportliche Leistungen, die bei gezieltem Training zu merklichen Fortschritten führen.

Wer Muskeln aufbauen will, muss sie belasten. Es spielt keine Rolle, ob Sie dabei sexy aussehen oder mit hochrotem Kopf vor sich hin schwitzen, ob Sie weite Strecken zurücklegen oder damit kämpfen, sich im Bett aufzurichten. Wenn das alles ist, was Sie hinbekommen, dann sollten Sie das tun. Wenn Sie 5.000 Meter unter 25 Minuten laufen, können Sie versuchen, die Marke von 20 Minuten zu knacken. Wenn die Knie regelmäßiges Laufen nicht packen, können Sie spazierengehen. Wenn Sie nicht spazierengehen können, können Sie im Stuhl sitzen und die Beine nach vorne hoch strecken. Auch Hanteltraining ist im Sitzen möglich. Die „Hanteln" können ja auch Briefbeschwerer oder Getränkeflaschen sein - alles, was Sie stemmen können.

Wenn das nicht geht, können Sie einzelne Muskeln bzw. Muskelgruppen anspannen, ohne etwas zu bewegen. Zum Beispiel gibt es eine Art des Trainings, die Kampfkunstlegende Bruce Lee „Dynamic Tension" nannte, also dynamische Anspannung.

Bei diesem Training arbeitet man mit imaginären Widerständen. So können Sie sich z.B. vorstellen, ein schweres Gewicht zu heben. Oder Sie ziehen ein imaginäres Seil zu sich, an dem etwas schweres hängt. Das kann ein Kind auf einem Dreirad sein, ein Auto oder - warum nicht? - ein Frachtschiff. Der Fantasie sind keine Grenzen gesetzt, und es ist erstaunlich, wie sehr man dabei ins Schwitzen kommen kann.

Eine Alternative, die weniger Fantasie benötigt, sind Körper-Widerstandsübungen, bekannt als „isometrisches Training". Dabei arbeitet man gegen selbst aufgebaute Widerstände und drückt z.B. die Hände gegeneinander, oder auch die Beine.

Auch damit sind ohne Geräte hohe Widerstände möglich, doch die Gefahr, die Gelenke zu verletzen, ist deutlich höher als bei der dynamischen Anspannung. Die oberste Regel lautet hier, mit den Muskeln zu arbeiten und nicht mit den Gelenken. Das bedeutet, wenn Sie z.B. mit ausgestreckten Armen die Handflächen gegeneinander drücken, sollten Sie die Ellbogen immer etwas angewinkelt lassen.

Wasser ist nicht nur als Getränk ein Wundermittel. Auch in Form eines Schwimmbads kann es Wunder wirken. Das gilt gerade für Menschen, die sich beispielsweise wegen ihrer Gelenke mit Sport schwer tun.

Das Wasser wirkt wie eine natürliche Kompresse, hilft gegen Schwellungen und lindert Schmerzen in Gelenken, Beinen und Rücken. Es neutralisiert einen großen Teil des Körpergewichts und erleichtert dadurch auch extrem umfangreichen Menschen, sich zu bewegen. Zudem bietet es einen ständigen Widerstand, so dass langsames Gehen zum soliden Training wird. Gleichzeitig können Sie den Grad der Anstrengung aber komplett selbst bestimmen.

Der größte Widersacher auf dem Weg zum Wunschgewicht ist der innere Schweinehund, und der wird mit zunehmendem Alter - und zunehmendem Gewicht - groß und stark.

Doch Sie können auch mit 70 Jahren noch anfangen,

Sport zu treiben. Auch wer 300 Kilo wiegt, kann seine Ernährung umstellen. Und selbst wenn schon beim Aufstehen jedes Gelenk schmerzt, können Sie Möglichkeiten finden, sich zu bewegen.

Es gibt immer einen Weg, die Lebensqualität zu verbessern.

---

[1] Ich verweise hier auch auf das Kapitel „Lerne, Essen wegzuwerfen"

SÜSSES & SALZIGES

Das fiese an Süßigkeiten und Knabberkram ist nicht, dass sie dicker machen als gesundes Essen. Das fiese ist, dass man sich daran kaum sattessen kann - süßige und salzige Sachen animieren uns, noch mehr süße und salzige Sachen zu essen.

Chips & Co. kitzeln die Geschmacksnerven so, dass diese sich beschweren, sobald man mit dem Essen aufhört. Es ist eine schnelle, heftige Stimulation, die für kurze Zeit eine Art Entzugserscheinung generiert.

Auch Schokolade besitzt einen Mechanismus, der die Lust auf das nächste Stück sicherstellt.

Wenn man Schokolade runterschluckt, hinterlässt sie einen leicht scharfen Nachgeschmack im Rachen. Nicht scharf genug, um die Süße zunichte zu machen; sondern geradesoeben scharf genug, um uns zu animieren, noch ein Stückchen mehr einzuwerfen.

Sprich, Süßigkeiten und Knabberkram sind so konstruiert, dass sie ein leicht unangenehmes Gefühl hinterlassen, das sich bequem unterdrücken lässt, indem man einfach immer weiter isst.

Der beste Weg zur Lösung dieses Problems ist natürlich, sich Süßes und Salziges zu verkneifen. Leider ist das nichts, was die meisten von uns allzu lange durchhalten.

Die Alternative ist, ein Bewusstsein dafür zu entwickeln, was wir da auf der Zunge spüren. Ist es echter Hunger (oder auch nur echter Appetit)? Oder ist es ein rein mechanischer Reiz, wenn die chemische Perfektion der Lebensmittelindustrie die Geschmacksnerven kitzelt?

Es gilt einmal mehr, sich selbst zu beobachten.

Z.B., wenn Sie gerade eine Mini-Salami gegessen haben: wie stark ist das Verlangen, noch eine zu essen? Der Mund zieht sich zusammen und schreit geradezu danach, noch einen Bissen mehr zu bekommen.

Durchhalten und 10 Minuten später wieder beobachten: wie stark ist das Verlangen jetzt?

Aller Voraussicht nach deutlich weniger, da die Geschmacksnerven sich wieder beruhigt haben.

Vereinfachen lässt sich das Ganze, indem man ein Glas Wasser trinkt. Das spült das Salz von der Zunge und beruhigt die Geschmacksnerven, und es füllt den Magen ein Stück weit auf, so dass man sich satter fühlt.

Ein Tipp, der grundsätzlich für alles Ungesunde gilt: Außer Sicht deponieren.

Man bekommt schon von alleine oft genug Lust auf Süßes oder Salziges, da sollte man diese Sachen irgendwo lagern, wo man sie nicht ständig im Blickfeld hat. Das Prinzip ist das gleiche wie bei Werbung für Cola und Schokolade: wenn man es sieht, bekommt man Lust drauf.

Das müssen Sie nicht fördern - also ab in die untere Schublade damit.

Wenn Sie ohne gewisse Dinge nicht leben können, müssen Sie eben lernen, mit ihnen umzugehen.
Also: beobachten.

Ein Wort zu Light-Getränken

Manchmal sieht ein Trampelpfad so einladend aus, dass ihm immer wieder Leute folgen, nur um enttäuscht festzustellen, dass er ins Nirgendwo führt. Nach und nach finden mehr und mehr Leute den Pfad, und irgendwann werden die Fußspuren so tief und fest, dass der Trampelpfad immer weniger wie ein Trampelpfad aussieht und immer mehr wie ein regulärer Gehweg.

Einer der beliebtesten Trampelpfade auf dem Umweg zum Wunschgewicht sind Light-Produkte.

Diese wirken wie eine praktische Abkürzung, doch sie bergen ihre eigenen Probleme.

Vor allem ist die Bezeichnung „Light" kaum reguliert. Wenn ein Produkt 30% weniger Fett enthält als die reguläre Version, darf es schon „Light" genannt werden - selbst wenn es mehr Zucker hat. Denn oft ersetzen die Hersteller einfach Zucker durch Fett und umgekehrt, so dass man nur wenige oder gar keine Kalorien einspart. Und wenn das nicht reicht, werden Salz und Geschmacksverstärker eingesetzt, so dass die Light-Varianten mehr Schaden anrichten als die regulären Produkte. Unappetitlich wird es auch, wenn die Süßstoffe ins Spiel kommen. Aspartam, Xanthan, auch das als pflanzlich beworbene Stevia, alle werden sie in chemischen Verfahren gewonnen.

Auch gaukelt der süße Geschmack dem Körper vor, er bekäme Zucker, und Zucker bedeutet für den Körper Energie. Wer ein Loch im Bauch hat, kann es mit einem Stückchen Schokolade schnell stopfen. Dies liegt nicht an der Schokolade selbst, sondern am darin enthaltenen Zucker, der dem Körper schnell Energie zur Verfügung stellt, wenn auch nur ein wenig*[1].

Wenn man Light-Getränke konsumiert, bekommt der Körper von den Geschmacksknospen die Information „süß". Daraufhin erwartet er Energie, die er dann aber nicht bekommt. Das System freut sich also auf einen Energieschub, der überraschend ausbleibt. Und den es dann einfordert.

Und so steht man kurz darauf mit knurrendem Magen vor dem Kühlschrank und denkt sich, *„Mensch, ich hab so einen Kohldampf, ich hab offensichtlich ganz toll Diät gemacht, so mit meinem Light-Getränk. Dafür hab ich mir was richtiges verdient!"*

Also belohnen Sie sich, und schwups! haben Sie die Kalorien, die Sie gerade gespart haben, doppelt und dreifach wieder drin.

Überhaupt sind Belohnungen eine der großen Tücken dieser Produkte. Der „Light"-Schriftzug verleitet dazu, mehr zu essen bzw. zu trinken, als man eigentlich vorhatte. *„Warum auch nicht, es ist doch light!"*

Über einen möglichen weiteren Effekt des

vorgetäuschten Zuckers wird rege diskutiert. Es gibt die Theorie, dass Süßstoffe den Insulin-Haushalt durcheinander bringen, da der Körper sich auf mehr Zucker einstellt, als er letztlich bekommt. Daher stehen die Süßstoffe im Verdacht, zur Entwicklung von Diabetes Typ 2 beizutragen.

Belegt ist dies aber nicht, und man sollte eigentlich meinen, dass ein solcher Nachweis eine einfache Sache wäre.

Die Menge macht das Gift.
Wie schädlich die Süßstoffe letztendlich auch sind, man sollte wissen, was man da zu sich nimmt. Wer Light-Getränke lieber mag als die Varianten mit echtem Zucker, nimmt eben die Light-Variante. Nur sollte sich niemand die Illusion machen, dass es sich um eine gesunde Alternative handelt.

Wie bei allem ist wichtig, die Menge im Überblick zu behalten und sich auf die Wirkung einzustellen. Einmal mehr lautet das Gebot Ehrlichkeit - wenn Sie nicht von den Light-Getränken ablassen können, beobachten Sie sich mal selbst. Steigt der Hungerpegel an? Wenn ja, wie stark?

Wie die meisten anderen Gelüste auch, lässt sich Hunger leichter besiegen, wenn man ihn gezielt beobachtet und weiß, wo er herrührt.

Wer die Light-Varianten nicht des Geschmacks, sondern der Kalorien wegen bevorzugt, kann eine Alternative probieren: Kleinere Mengen der regulären Version. Statt Light-Limonade eine richtige, dafür in einem kleineren Glas. Statt Light-Käse den echten Käse, nur dünner geschnitten. Statt Light-Bier, nun, *irgendwas* anderes.

[1] Ein „Loch im Bauch" ist nicht unbedingt etwas schlechtes. Oft bedeutet es nur, dass der Körper gerade von Zucker- auf Fettverbrennung umschaltet.

Ob das der Fall ist, ist leicht zu testen: einfach ein Weilchen warten, vielleicht eine halbe Stunde, vielleicht eine Stunde. Dann verschwindet der Heißhunger oft wieder, und man kann sich über das Wissen freuen, dass der Körper gerade Fett verbrennt.

GEWOHNHEITEN ÄNDERN

An einigen Stellen dieses Buchs empfehle ich, gewisse Gewohnheiten zu ändern. Aber wie gewöhnt man sich überhaupt etwas an?

Einfach ausgedrückt: durch Wiederholung. Das ist kein großes Geheimnis, sondern liegt im Wort selbst - Gewohnheiten sind Tätigkeiten, die man gewohnt ist.
Und das wiederum bedeutet, dass man sie ändern kann.

Wie gewöhnen Sie sich also etwas an? Sie tun es. Wieder und wieder und wieder, bis Sie sich irgendwann nicht mehr daran erinnern oder dazu überreden müssen.
Suchen Sie sich für den Anfang etwas einfaches, das nicht zu viel Überwindung kostet, und probieren Sie es einen Monat lang aus. Jeden Tag.
Damit Sie dran denken, stellen Sie sich am besten einen Wecker. Wenn Sie einen Computer bzw. ein Smartphone besitzen, haben Sie es am leichtesten, denn hier gibt es haufenweise preiswerte oder sogar schon integrierte Software, mit der sich tägliche Erinnerungen einrichten lassen.

Die Schokoladen- und Kuchendiät

Wenn nicht, können sich einen Zettel an den Badezimmerspiegel hängen oder auf das Kopfkissen legen - Hauptsache, Sie kommen nicht daran vorbei, ohne es zu sehen.

Die Erinnerung funktioniert auch als Aufforderung. Sie nimmt Ihnen die Entscheidung ab, ob Sie sich nun etwas Gutes tun sollen oder nicht.

Wenn man sich jeden Tag wieder selbst fragt, „soll ich jetzt meine Situps machen oder lieber sitzen bleiben und noch eine Tüte Chips essen?", tendieren die meisten irgendwann zu Option B.

Die Erinnerungen stellen uns vor vollendete Tatsachen: „Es wird Zeit für Deine Situps!"

Na gut, also macht man seine Situps. Und ist seinem Ziel wieder ein Stückchen näher.

Der größte Stolperstein ist wie so oft, zu viel auf einmal zu wollen. Man versucht, sich Sachen anzugewöhnen, mit denen man große Mühe hat, oder mehrere Sachen auf einmal, und dann dauert es meist nicht lange, bis sich Frust einstellt und man genervt das Handtuch wirft.

Um das zu vermeiden, sollten Sie mit etwas anfangen, das Ihnen leicht fällt.

„Jeden Tag eine Stunde Joggen gehen" wäre in den meisten Fällen zu viel des Guten. Einfacher - und damit erfolgsversprechender - ist etwas, das keine schwerwiegenden Umstellungen erfordert. Z.B. jeden Abend vor dem Schlafengehen ein Glas Milch trinken. Das enthält wichtige Proteine, u.a. Casein, das dem nächtlichen Muskelabbau entgegenwirkt.

Wenn Sie schon regelmäßig Milch trinken oder gegen

Laktose allergisch sind, sollte es genug Alternativen geben. Zahnseide benutzen, ein paar Kniebeugen machen oder einfach ein Glas Wasser trinken.

Es geht dabei nicht nur um das Glas Milch. Es geht auch darum, Erfolgserlebnisse zu sammeln. Darum, Vertrauen in die Fähigkeit zu gewinnen, Ihr Leben in die eigene Hand zu nehmen.

Wenn Sie damit gewappnet sind, können Sie sich an Größeres heranwagen.

NACHWORT

Die Motivation für eine weitere Diät zu finden, ist nicht immer leicht. Die meisten von Ihnen werden es schon ähnlich versucht haben wie ich, manche weitaus öfter. Oder frei nach Mark Twain: „Abnehmen ist leicht - ich hab's schon hunderte Male gemacht."

Der beste Motivator ist Erfolg. Es ist viel wert, in die Fähigkeit zu vertrauen, sein Leben in die eigene Hand zu nehmen. Nehmen Sie sich die Zeit, sich an dieses Vertrauen heranzutasten.

Fangen Sie klein an. Setzen Sie sich erreichbare Ziele. Sammeln Sie Erfolgserlebnisse.

Und dann zeigen Sie Ihrem inneren Schweinehund, wer das Sagen hat.

Fragen & Anregungen

Einige Tipps & Tricks habe ich schon zusammengetragen, aber es gibt sicherlich Leser und Leserinnen, die noch andere beizusteuern haben.

Wenn Sie Ihre Tipps in einer neuen Auflage dieses Buches sehen wollen, können Sie sie mir per Email unter tipps@schokodiaet.de oder per Twitter unter @schokodiaet zukommen lassen.

Obligatorische Anmerkung: Mit dem Einsenden einer Nachricht erklären Sie sich mit deren vollständiger oder teilweiser Veröffentlichung im Rahmen dieses Buches (gedruckt oder elektronisch) und dessen Online-Ablegern (d.h. Offizielle Seite, Twitter, Facebook u.a.) einverstanden. Und natürlich genau so mit der Nichtbeachtung.